使用说明

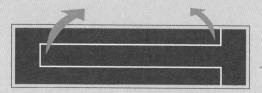 拉开支架

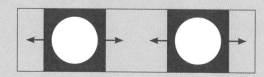 调整瞳距

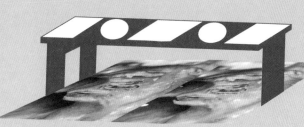 观看立体图

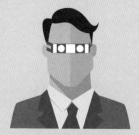

错误戴法

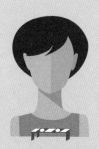

正确用法

U0294423

⚠ **注意** 不可刻划镜片
　　　　 不可硬掰框架
　　　　 不可重物压迫

耳外科立体解剖图谱

名誉主编 韩东一

主　　编 戴　朴　宋跃帅

副主编 刘　军　高　雪
　　　　黄莎莎　苏　钰

编　者（以姓氏笔画为序）

于　飞　解放军总医院　　　　　　　　邵　姗　首都医科大学附属北京佑安医院

王国建　解放军总医院　　　　　　　　明　伟　武汉大学人民医院

王辉兵　武警总医院　　　　　　　　　金占国　空军总医院

申卫东　解放军总医院　　　　　　　　赵　辉　解放军总医院

朱玉华　解放军总医院　　　　　　　　赵建东　解放军总医院

任丽丽　解放军总医院　　　　　　　　查定军　西京医院

刘　军　解放军总医院　　　　　　　　袁永一　解放军总医院

孙　艺　广州军区武汉总医院　　　　　高　松　解放军第175医院

孙宝春　解放军总医院第一附属医院　　高　雪　火箭军总医院

纪育斌　火箭军总医院　　　　　　　　黄莎莎　解放军总医院

苏　钰　解放军总医院　　　　　　　　蒋　刈　福建省立医院

李佳楠　解放军总医院　　　　　　　　韩　冰　解放军总医院

李剑挥　解放军总医院　　　　　　　　韩东一　解放军总医院

邹艺辉　解放军总医院　　　　　　　　韩明昱　解放军总医院

宋跃帅　首都医科大学附属北京友谊医院　韩维举　解放军总医院

张秀强　宁波市医疗中心李惠利医院　　戴　朴　解放军总医院

人民卫生出版社

图书在版编目（CIP）数据

耳外科立体解剖图谱 / 戴朴，宋跃帅主编 . —北京：人民卫生出版社，2016

ISBN 978-7-117-22265-5

Ⅰ. ①耳… Ⅱ. ①戴… ②宋… Ⅲ. ①耳 – 人体解剖 – 图谱 Ⅳ. ①R322.9-64

中国版本图书馆 CIP 数据核字（2016）第 052083 号

人卫智网	**www.ipmph.com**	医学教育、学术、考试、健康，购书智慧智能综合服务平台
人卫官网	**www.pmph.com**	人卫官方资讯发布平台

耳外科立体解剖图谱

主　　编：戴　朴　宋跃帅
出版发行：人民卫生出版社（中继线 010-59780011）
地　　址：北京市朝阳区潘家园南里 19 号
邮　　编：100021
E - mail：pmph @ pmph.com
购书热线：010-59787592　010-59787584　010-65264830
印　　刷：北京盛通印刷股份有限公司
经　　销：新华书店
开　　本：889×1194　1/16　印张：13.5
字　　数：380 千字
版　　次：2016 年 6 月第 1 版　2019 年 10 月第 1 版第 4 次印刷
标准书号：ISBN 978-7-117-22265-5/R · 22266
定　　价：208.00 元

打击盗版举报电话：010-59787491　E-mail：WQ @ pmph.com
（凡属印装质量问题请与本社市场营销中心联系退换）

名誉主编简介

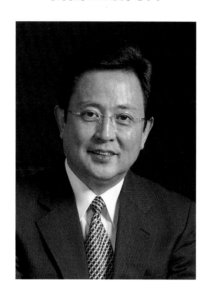

韩东一
主任医师，教授，博士生及博士后导师
解放军总医院耳鼻咽喉头颈外科

1988 年获医学博士学位，1992 年至 1994 年于日本关西医科大学留学。1990 年晋升为解放军总医院耳鼻咽喉头颈外科主任医师、教授。1998 年开始相继担任解放军总医院耳鼻咽喉头颈外科主任、解放军总医院耳鼻咽喉头颈外科医院院长以及解放军耳鼻咽喉研究所副所长。

曾任第十届中华医学会耳鼻咽喉头颈外科学分会主任委员，全军耳鼻咽喉科专业委员会主任委员，中国听力医学发展基金会常务副理事长和专家委员会主任委员，北京市耳鼻咽喉医师协会主任委员，全球华人耳鼻咽喉头颈外科学会理事。《中华耳鼻咽喉头颈外科杂志》《中华耳科学杂志》及《中国听力语言康复科学杂志》总编。国家自然科学基金、军队科技进步奖和医疗成果奖评委，中华医学科技奖和中华医学青年奖评委。

获得 14 项国家及军队科研基金和人才基金课题。在国内外杂志发表论文 100 余篇，主编、主译专著 4 部，副主编和参与编写专著 6 部。

先后获得国家科技进步二等奖 2 项，军队科技进步一等奖和中华医学二等奖、北京市科技进步二等奖以及军队科技进步二等奖各 1 项，第四届全军优秀电教教材一等奖 1 项。1987 年获得中国科协"首届中国青年科技奖"；1990 年获得"做出突出贡献的中国博士学位获得者"；1996 年获得"总后科技银星"荣誉称号；1998 年获得国家科委"求是杰出青年奖"。

主编简介

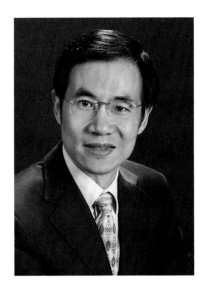

戴 朴

主任医师，教授，博士生及博士后导师

解放军总医院耳鼻咽喉头颈外科耳外科主任暨聋病分子诊断中心主任

耳外科和耳聋遗传学专家，长期从事耳外科临床和遗传性耳聋研究工作，在国内首先提出保留残余听力的微创人工耳蜗手术概念，微创人工耳蜗手术数量和成功保留残余听力的例数位居全国第一。在侧颅底外科、耳科、头颈外科方面临床经验丰富。在耳外科立体形态学研究方面保持国际领先，研发了显微立体视频系统、裸眼 3D 教学系统，出版了国际上第一本《耳显微外科立体手术图谱》。

在耳聋预防和出生缺陷干预领域居于世界领先地位。领导课题组完成了全国聋病分子流行病学调查，阐明了中国耳聋人群的主要分子病因，开发并研制了一系列耳聋基因诊断相关技术和产品，推动了耳聋基因诊断芯片在全国的应用，实现了遗传性耳聋从不可预防到可以预防的突破。

主持国家自然重点基金、科技部"十二五"支撑项目、卫生部行业基金等国际及省部级基金十余项。主持的《重度感音神经性耳聋的致病机制和出身缺陷干预研究和应用》获得国家科技进步二等奖；获得国家人口和计划生育十一五优秀科技成果一等奖和北京市科技进步一等奖、北京市科技进步二等奖各一项，作为主要贡献人获国家科技进步奖和省部级奖 8 项。带领课题组发表论著 160 余篇，其中 SCI 收录 44 篇，最高影响因子 11.982，出版专著 3 部。

任《中国耳鼻咽喉头颈外科》执行副主编，*Journal of Otology* 和《中华耳科学杂志》副主编。作为组委会主席和秘书长成功组织了第十届亚太人工耳蜗和相关科学大会（APSCI 2015），并担任大会理事。

入选"国家百千万人才工程"国家级人才并被授予"有突出贡献的中青年专家"荣誉称号，获中国科协技术协会"求是杰出青年奖"；获解放军总后勤部"科技新星"和"科技银星"荣誉称号，被评为军队高层次人才工程拔尖人才，荣立二等功一次、三等功两次。

主编简介

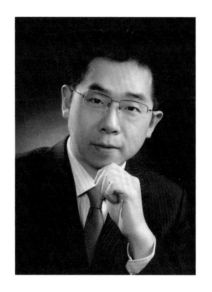

宋跃帅

主治医师，医学博士

首都医科大学附属北京友谊医院耳鼻咽喉头颈外科

宋跃帅 2002 年考入南开大学医学院临床医学（七年制）专业，2009 年保送南开大学临床医学院攻读博士学位，2012 年进入中国人民解放军总医院博士后流动工作站，从事耳鼻咽喉头颈外科相关工作，2013 年获得主治医师资格。2015 年进入首都医科大学附属北京友谊医院耳鼻咽喉头颈外科并工作至今。

宋跃帅师从中国人民解放军总医院韩东一教授、戴朴教授，长期从事于耳显微、耳神经及侧颅底外科相关临床及研究工作。参与了中国人聋病分子流行病学调查，掌握了微创人工耳蜗植入术的等耳显微外科先进技术，2013 年在海南三亚举办的"耳聪工程"中，在大会上演示了内耳畸形患者的微创人工耳蜗植入术。

在首都医科大学附属北京友谊医院耳鼻咽喉头颈外科负责组织实施"颞骨解剖与耳外科学习班"（国家级继续教育项目），以及研究生、住院医师的颞骨解剖带教工作，在 2015 年连续完成 2 届学习班的培训工作。

共参与国家自然科学基金 2 项、北京市自然科学基金 1 项；获国家发明专利 1 项，实用新型专利 5 项；发表耳显微及耳神经外科相关论文 10 余篇；作为副主编于 2009 年出版《耳显微外科立体手术图谱》，参编专著 2 部；作为立体视觉技术的临床应用顾问，于北京、上海、香港、加德满都（尼泊尔）等地多家医院开展培训工作。

序 一

Preface One

　　纵观人类历史,学习活动贯穿了人类发展的始终。学习最基本的含义就是知识的传承和人才的培养。医学是一门实践性很强的科学,它既需要长期的积累,又需要创造性地传承。耳显微及耳神经外科作为一门专业性很强的学科,相关解剖结构位置深在、复杂而精细,并涉及周围许多具有重要功能的解剖结构,有些概念比较抽象,言语又难以表达,初学者理解起来更是困难,只有看到实物,方能彻底领悟。

　　自 20 世纪 90 年代开始,解放军总医院耳鼻咽喉头颈外科在国内开创性地进行了耳显微外科立体视觉及立体形态研究,利用多学科的交叉融合实现了耳显微立体视觉的再现,自主开发了耳外科显微立体照相系统,并且于 2009 年出版了《耳显微外科立体手术图谱》,这种新型的出版形式受到了广泛的好评,2011 年入选新闻出版总署第三届"三个一百"原创出版工程。此次戴朴教授团队再推新作《耳外科立体解剖图谱》,书中解剖图片精美,立体感真实而强烈,章节安排合理,文字叙述科学严谨,基本涵盖了耳显微、耳神经及侧颅底外科的相关解剖内容,本书的出版必将极大地帮助一大批有志于本学科的同仁快速成长起来。

王正敏

中国科学院院士

2016 年 2 月于上海

序 二

Preface Two

在当今科学技术快速发展的推动下,人工听觉技术发展迅速,取得了划时代的进步,为传导性聋、感音神经性聋和混合性聋提供了全新的更有希望的解决方案。作为一项新的医疗技术,推广和应用涉及的因素是多方面的,其中关键的技术人才队伍的培养任重而道远。为使更多的耳聋患者能够享受新医疗技术发展的红利,建立完整的耳科医师培养体系至关重要,其中配套教材的设置是最基础的工作。

据第二次全国残疾人抽样调查显示,我国现有听力残疾人口约2780万,7岁以下的聋哑儿童高达80万,每年新增聋儿11万,医疗救治面临巨大压力,与这一严峻状况相对应的是,国内目前除了较大规模的医院外,各地区的耳显微及耳神经专科医师总体数量较少,能够完成高水平耳显微及耳神经外科手术的优秀人才匮乏。为解决这一矛盾,需要在人才培养、教学方法改进、研制新型教材教具等方面下大力气,着力推进专科人才建设。《耳外科立体解剖图谱》在迫切需求耳科专业人才的大环境下应运而生,可谓珍贵。

此书立足基础解剖,紧跟学科发展前沿,为耳显微及耳神经解剖教学提供了高质量的教学材料,其特点如下:

1. 依托自有发明专利技术,采集海量高质量解剖素材,精心遴选和编辑,保证每一幅入选的立体解剖图片都很精美且富于表现力。

2. 本书图片以立体形式展现人体耳科局部关联解剖,复原耳部精细结构本来面目,易读、易懂、易掌握,切实可用。

3. 立体图像涵盖了耳显微及耳神经外科所涉及的几乎所有解剖结构和手术径路,内容全面,形式新颖,完善了以往教科书之不足。

《耳外科立体解剖图谱》图文并茂,收入293幅立体图,精心编写文字8.6万余字,文字解说语言凝练。主编及其团队用时7年完成本书,堪称精品之作,对有志于奉献于耳外科的医生来说是值得珍藏和细细揣摩的优秀教案。

谨此,我愿意向同行们推荐这本书,希望通过拥有和阅读此书而对您的职业生涯有所裨益。

韩德民

中国工程院院士

二零一六年初春

前 言
Foreword

　　解剖学对医生的重要性,就像建筑师离不开图纸一样。

——盖仑

　　解剖学是医学的基础,没有扎实的解剖学理论基础和实践经验即从事耳外科工作无异于纸上谈兵;即便对于耳内科学,没有相当的解剖学基础,在理解突发性聋、耳鸣、眩晕等常见病的病因、致病机制方面也会存在一些瓶颈。自 20 世纪 60 年代以来,耳显微外科、耳神经外科和侧颅底外科迅速发展,业务范围不断扩展,这不仅得益于人们对耳部相关疾病的致病机制等的深入探索,也极大地得益于人们对颞骨及颅底等区域解剖结构的进一步精细化辨识。当然,与解剖学知识拓展直接伴随而来的便是对从业者知识储备量的要求不断提高,以及学习难度的不断加大。

　　为了更直观地传播这些解剖学新知识、新理论,国内外的优秀学者在过去的几十年里相继出版了诸多插图精美、表现力强、叙述严谨的耳外科相关解剖专著精品,为本领域和相关学科人才的培养提供了强有力的支撑。然而,耳外科所涉及的解剖结构体积过于细小精巧,传统的二维媒体虽然可以表现其基本的形态特征和空间关系,但相比于显微镜下真实的立体影像还是存在相当的差距,这不可避免地给读者学习带来一定的困扰。为此,解放军总医院耳鼻咽喉头颈外科医院于 20 世纪 90 年代,在姜泗长院士的指导下开展了耳显微外科立体视觉技术的应用性研究,希望有朝一日能将耳外科手术以及解剖相关的立体影像随时随地地展现给广大读者。春华而秋实,在与虞幼军大夫合作于 2006 年在《颞骨立体解剖与手术图谱》一书中首次尝试使用了立体图技术后,我们于 2009 年出版了世界上首部耳显微立体图谱——《耳显微外科立体手术图谱》,该书受到了国内同仁的一致好评,入选 2011 年度国家新闻出版总署第三届"三个一百"原创图书出版工程,并于 2015 年被 Springer 引进版权,拟发行该书的英文版。

　　此次,为了采集高质量的颞骨解剖素材,我们配备了 Zeiss OPMI Pentero 及 NC4 手术显微镜、Medtronic 动力系统、Spiggle & Theis 系列钻头和显微手术器械、Canon EOS 5D 数码单反相机等高端手术和影像采集设备,并准备了人工耳蜗试探电极、振动声桥假体、人工听觉赝复物(MED-EL、Cochlear、AB、Spiggle & Theis、Kurz、Medtronic)等实物或模型,解剖由戴朴教授全程亲自操刀,最终精选出 262 幅颞骨立体解剖图。同时,为了便于读者更好的理解颞骨内、外结构的空间关系,我们还与 Haobing Wang 教授(Eaton-Peabody Lab,Massachusetts Eye & Ear Infirmary)合作,在其原始 3D 颞骨模型基础上制作了 31 幅颞骨三维重建立体,使得全书的立体图达到了 293 幅,在此,我们衷心感谢

Haobing Wang 教授的授权和支持,并深为 Haobing Wang 教授的合作精神所感动。在后期素材处理和章节编排上,我们汲取了 2009 年《耳显微外科立体手术图谱》的经验和广大读者的反馈意见,精心制作每一幅立体图,反复推敲解剖顺序,希望能以最恰当的角度、最合理的顺序、最富表现力的形式让读者能更快更好地掌握耳外科解剖知识。然而,学无止境,人力有限,纰漏谬误之处在所难免,唯望广大读者不吝指正。

2016 年 2 月于北京

耳外科 立体解剖图谱
Stereoscopic Anatomic Atlas of Ear Surgery

目　录
Contents

第一章

总 论
Over view

第一节　颞骨解剖室及器械
Temporal Bone Dissection Laboratory and Instruments

一、颞骨解剖器械

颞骨解剖包括外耳、中耳和内耳的解剖,同时也会涉及颞部、枕部、颈部和腮腺等部位,系统的颞骨解剖需要一套齐全而实用的解剖器械,如下所示。

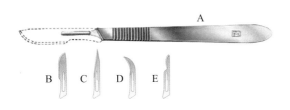

手术刀
A. 刀柄　B. 10 号手术刀片　C. 11 号手术刀片
D. 12 号手术刀片　E. 15 号手术刀片

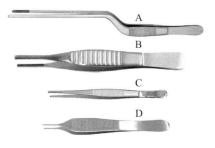

镊子
A. 枪状镊　B. 解剖镊　C. 眼科镊　D. 组织镊

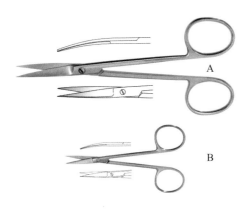

剪刀
A. 解剖剪(直头、弯头)　B. 眼科剪(直头、弯头)

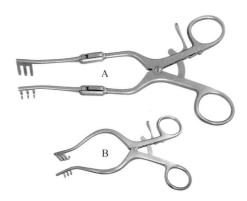

乳突牵开器
A. 双关节乳突牵开器　B. 单关节乳突牵开器

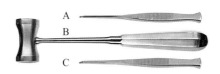

骨锤、凿

A. 圆凿　B. 骨锤　C. 平凿

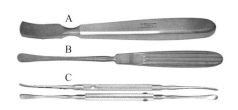

剥离子

A. 骨膜剥离刀（Faraboeuf）　B. 骨膜剥离子（Cottle）

C. 双弯剥离子（Freer）

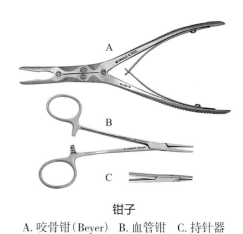

钳子

A. 咬骨钳（Beyer）　B. 血管钳　C. 持针器

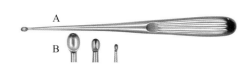

刮匙

A. 乳突刮匙　B. 不同大小的刮匙头

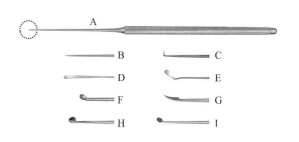

电钻手柄、钻头

A. 直手柄　B. 弯手柄　C. 细砂磨光钻　D. 粗
砂磨光钻　E. 粗纹切削钻　F. 细纹切削钻（钻
头直径：0.6~7.0mm）

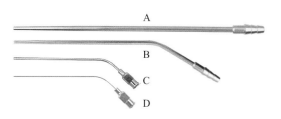

吸引器头

A. 大号直吸引器头　B. 中号弯吸引器头

C. 16 号吸引器头　D. 9 号吸引器头

中耳显微器械（直柄）

A. 手柄　B. 直针　C. 直角钩针　D. 中耳剥离子

E. 双弯剥离子　F. 显微刮匙　G. 镰状刀　H. 卵
圆刀　I. 鼓膜铺平器

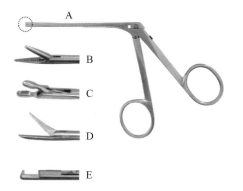

中耳显微器械（钳柄）

A. 钳柄　B. 麦粒钳　C. 杯状咬钳　D. 显微剪

E. 锤骨头剪

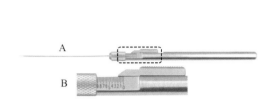

镫骨测量器
A.镫骨测量器　B.标尺

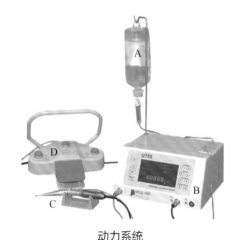

动力系统
A.冲洗液瓶　B.主机　C.电钻手柄及钻头
D.脚踏控制器

二、颞骨解剖室

颞骨解剖室的布局及设备配置可按各单位的实际情况灵活安排,一般需要考虑的内容有如下部分:①可使用的有效面积;②同时参加解剖的人员数量;③开展颞骨解剖的频度;④水、电、排风、清洁系统;⑤标本的储备和处理能力;⑥器械、设备的维护能力;⑦必要的实验室人员配置等。

解放军耳鼻咽喉研究所颞骨解剖室占地50余平方米,配备齐全的水、电、排风和清洁系统。解剖室内有解剖台4列,共计14个,每个解剖台配有Carl Zeiss OPMI pico或Kingstic YSX104解剖级显微镜1台,Bien Air或XISHAN DK-ENT解剖用动力系统1套,在解剖室的前部设有示教用Carl Zeiss OPMI Univerasl S3手术显微镜和电视转播系统各1套。整个解剖室最大可满足20名学员同时开展颞骨解剖。解放军耳鼻咽喉研究所颞骨解剖学习班自1997年开办以来,每年7月、12月各举办一期,每期招收学员20名,至今累计已举办30余期。

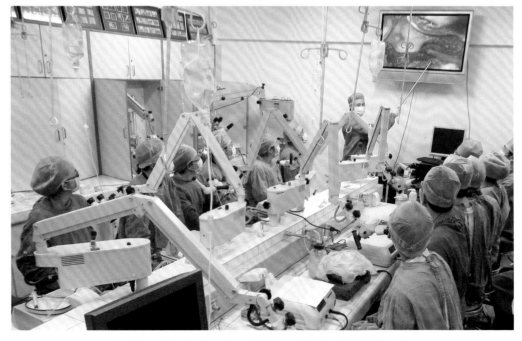

解放军总医院耳鼻咽喉研究所第二十九期颞骨解剖学习班

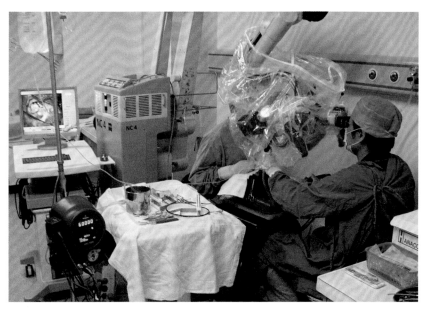

本书的颞骨解剖场景和立体图片采集系统

（宋跃帅）

第二节 颞骨立体解剖
Stereoscopic Anatomy of Temporal Bone

一、立体视觉及立体图像

人的双眼位于面部两侧,平均瞳距65mm。在我们观察物体时,左、右眼分别以各自的角度观察,双眼视网膜上感受到的视觉刺激既相关又不完全相同,人类这种独特的视觉感受方式,称为双眼单视。大脑皮质对经双眼单视得到的视觉信息进行整合后得到深度信息,在此深度信息基础上人们可产生对于被观察对象的立体视觉。

立体图像即模仿人类的双眼单视功能,对同一场景分别采集左、右两个视角的视觉素材,在同一时间产生两幅具有一定视差的图像,然后借助立体眼镜等设备,将此左、右成对的图像分别传递到相应侧别的眼睛,确保人的左、右眼只能看到相对应侧别的图像,进而产生对被观察对象的立体视觉。这一过程的独特性在于实现了立体视觉信息的保存和再现。

耳显微外科和颞骨解剖立体图相对于平面图而言,可以真实再现手术或解剖场景,提供了更多的空间细节信息,不仅给人以很强的视觉冲击力,而且可以加深读者对解剖结构空间关系的理解。

二、颞骨立体解剖研究的发展

颞骨位于头颅两侧,参与构成颅中窝的侧壁和底部,体积小,形状不规则,内部结构精细,毗邻关系复杂,是人体骨骼中最复杂的结构,也是耳科形态学研究的重点。

颞骨解剖的对象微小精细,肉眼难以窥及,直接细致观察的机会难得,加之传统的颞骨解剖图像均为平面图,因而初学者很难建立起对颞骨整体的空间构象认识,如何以简便、有效的方式展现这些立体信息成为耳显微外科研究的一个难点。20世纪七八十年代,已有学者开始研究利用组织切片进行颞骨的三维重建。国内,戴朴等对颞骨内各结构进行了基于颞骨火棉胶切片的三维重建,开创了国内颞骨立体解剖研究的先河。

以此为基础,戴朴和虞幼军利用普通相机结合立体照相技术,制作并出版了《颞骨立体解剖及手术图谱》,利用立体视图镜观看书中的立体图,即可使解剖场景得以还原。由于条件所限,当时采用的立体照相技术比较简单,即单台相机模拟双眼成像原理——间隔一定距离,对同一解剖场景进行顺序照相,再合成立体图。之后,戴朴教授带领课题组发明了手术显微镜立体拍照成像系统(专利号ZL200820078610.3),其原理是基于手术显微镜的双光路设计,在每一光路终端安装数码相机,同时采集双路原始图像,然后对成对图像进行处理,形成立体图像,最后通过立体镜观看,立体感强烈而真实。韩东一、戴朴等于2009年出版的《耳显微外科立体手术图谱》即是此成果的具体体现。

参考文献

[1] 戴朴,姜泗长,顾瑞.听骨链的计算机三维重建及力学模型建立.中华耳鼻咽喉头颈外科杂志,1991,26(5):272-274
[2] 戴朴,石丽亚,刘阳.颞骨立体解剖图谱的研制和应用.解放军医学杂志,2004,29(5):392-395
[3] 高松,于立民,戴朴.耳显微外科手术立体图谱的制作及应用.中华耳科学杂志,2009,7(1):46-48
[4] 韩东一,戴朴.耳显微外科立体手术图谱.北京:人民卫生出版社,2009
[5] 虞幼军,戴朴,刘振.颞骨立体解剖与手术图谱.北京:人民军医出版社,2006

(高 松)

第二章

颞骨骨性标志
Bony Makers of Temporal Bone

颞骨由鳞部、乳突部、岩部、鼓部和茎突组成,各部骨性标志分述如下。

一、鳞部

鳞部(squamous portion)又称颞鳞,位于颞骨前上部,前接蝶骨大翼,后连乳突,上邻顶骨,内接颞骨岩部,并分为内、外二面。

1. 颞线(temporal line) 亦称乳突上嵴(supramastoid crest),为颧突后根上缘经外耳门上方向后延伸的骨性隆起,颞线是颞肌下缘的附着部,也是颅中窝底的体外标志线,切除乳突时为术腔上界,经颅中窝手术入路时为颅骨开窗的下界。

2. 颧突(zygomatic process) 鳞部前下伸向前方的突起,与颧骨的颞突相接形成颧弓;颧突前、中根下内侧有椭圆形深窝,称为下颌窝(mandibular fossa);颧突根部与颞下颌关节是中耳和乳突手术的重要标志,在部分先天性外耳道闭锁患者上甚至是唯一标志。

3. 颞中动脉沟(sulcus for middle temporal artery) 鳞部外面纵行向后走行的浅沟,为颞中动脉的压迹。

4. 脑膜中动脉沟(sulcus for middle meningeal artery) 脑膜中动脉经棘孔入颅后,沿鳞部内面向上走行并于颅骨内面上形成的压迹,脑膜中动脉于颧弓中点上方约 3cm 处分为前、后两支。

5. 脑回压迹(impressions of cerebral gyri) 大脑颞叶在鳞部内面形成的压迹。

二、乳突部

乳突部(mastoid portion)位于鳞部的后下方,锥状,上方与鳞部以颞线为界,后上缘以顶切迹与顶骨的乳突角相接,后缘与枕骨相连,前下方与鼓部融合并形成鼓乳缝,内侧与岩部相连;乳突可分为内、外两面,乳突腔内有多量含气小腔,称乳突气房;按乳突的气化程度,可将其分为气化型、板障型、硬化型和混合型 4 型。

1. 外耳道上棘(suprameatal spine) 又称 Henle 棘(Henle's spine),为位于颞线下方、骨性外耳道口后上方的一个骨性棘状突起,是寻找筛区、定位鼓窦的重要标志。

2. 道上三角区(suprameatal triangle) 或称 Macewen 三角,位于外耳道上棘后方,指外耳道后壁向上延伸与颞线垂直相交所成的三角形区域。道上三角位置恒定,此处骨面含有许多小血管穿行的孔洞,故又名筛区(cribriform area)。

3. 顶切迹(parietal notch) 颞骨鳞部上缘后部与乳突部上缘相接处的切迹,与顶骨乳突角相衔接。

4. 乳突孔(mastoid foramen) 乳突近后缘处贯穿骨皮质的孔,数量不定、大小不一,其内有乳突导血管通过,沟通颅外静脉与乙状窦,枕动脉亦有小支经此孔供给硬脑膜。

5. 乳突切迹（mastoid notch）　乳突尖内侧前后走行的深沟，二腹肌后腹附着于此，又称二腹肌沟；乳突切迹内侧为枕动脉沟，前端为茎乳孔。

6. 二腹肌嵴（digastric ridge）　指乳突腔内因二腹肌附着而形成的弧形骨性隆起，与乳突腔外侧的乳突切迹相对应；二腹肌嵴是寻找面神经的可靠标志之一，其前端与面神经垂直段相交于茎乳孔。

7. 茎乳孔（stylomastoid foramen）　位于乳突切迹和茎突之间的骨管，面神经经此出颅。

8. 乙状窦沟（sulcus of sigmoid sinus）　乳突内侧面、颅后窝前下方一 S 形弯曲的深沟，容纳乙状窦；自乳突腔内观察乙状窦沟为一长弧形隆起，构成乳突腔的后壁。

三、鼓部

鼓部（tympanic portion），为一 U 形骨板，位于鳞部下方、岩部的外侧和乳突的前方，鼓部构成骨性外耳道的前壁、下壁和部分后壁，位于前下的方形骨板构成下颌窝的后壁。

1. 鼓沟（tympanic sulcus）　鼓环上的窄沟，鼓膜边缘的纤维鼓环嵌附于此。

2. 鼓切迹（tympanic notch）　亦称 Rivinus 切迹，指鼓沟上方一长约 5mm 的缺口，鼓膜松弛部附于此处的颞骨鳞部。

3. 岩鳞裂（petrosquamous fissure）与岩鼓裂（petrotympanic fissure）　鼓部与鳞部之间有一裂隙，其内有一薄骨片，此骨片将裂隙分为前、后两部分，靠前者为岩鳞裂，靠后者为岩鼓裂，后者有鼓索神经和鼓室动、静脉通过。

4. 鼓乳缝（tympanomastoid suture）　鼓部后部与乳突部之间的裂隙，成人此裂多已闭合，仅留浅沟状遗迹。

四、岩部

岩部（petrous portion）形似三棱锥体，又名岩锥（petrous pyramid），在颅底嵌于蝶骨大翼后缘和枕骨底部之间，岩部底面向外，尖端朝向前内上方，分为三个面和三个缘。

（一）岩部前面

它组成颅中窝的后部，向外与鳞部的内面相连，由内向外的重要标志依次有：破裂孔、三叉神经压迹、岩浅大神经沟、岩浅小神经沟、弓状隆起和鼓室盖。

1. 破裂孔（foramen lacerum）　由蝶骨大翼、颞骨岩部和枕骨底部共同围成的一个不规则孔，颈内动脉由此通过。

2. 三叉神经压迹（trigeminal impression）　近岩尖处的骨性凹陷，容纳三叉神经半月神经节。

3. 岩浅大神经沟（groove for superficial greater petrosal nerve）与岩浅小神经沟（groove for superficial lesser petrosal nerve）　三叉神经压迹外侧有两条与岩部长轴平行的浅沟，内侧为岩浅大神经沟，外侧为岩浅小神经沟，分别容纳岩浅大神经和岩浅小神经，两神经沟的外侧末端分别为面神经管裂孔（hiatus of facial nerve canal）和鼓小管上口（superior aperture of tympanic canaliculus）。

4. 弓状隆起（arcuate eminence）　岩锥后外方近鳞部内侧，有一与岩锥垂直的骨性凸起，名弓状隆起，其内为前半规管，有时该标志不甚明显。

5. 鼓室盖（tegmen tympani）　自弓状隆起向外有一浅凹形薄骨板，为鼓室的顶壁，分隔鼓室与颅中窝；经颅中窝入路行面神经减压时，若相关解剖标志不清，则可磨开鼓室盖，显露鼓室锤骨、砧骨和锥隆起以定位和追踪面神经。

（二）岩部后面

它由岩上窦、岩下窦和乙状窦围成的三角形骨面，组成颅后窝的前界，又称小脑面；由内向外主要的解剖标志有:内耳门、内耳道、弓形下窝和内淋巴囊裂。

1. 内耳门(internal acoustic port) 位于岩部后面中部,为内耳道的颅内端开口,扁圆形,后缘较锐利且向前突起,前缘较平坦而无明显边缘。

2. 内耳道(internal acoustic meatus) 岩骨内开口于岩部后面中部的骨性盲管,向内开口于内耳门,向外被内耳道底封闭,长约10mm,内有面神经、蜗神经及前庭神经穿行;内耳道底为一横嵴分为上、下两区,上区较下区小,且又被一垂直嵴(Bill's bar)分为前、后两部分。

3. 弓形下窝(fossa subarcuata) 内耳门和内淋巴囊裂之间上方的一个小凹,有硬脑膜的细小静脉穿过。

4. 内淋巴囊裂(fissure for endolymphatic sac) 内耳门后外方的小裂隙,容纳内淋巴囊和前庭水管外口。

(三) 岩部下面

它凹凸不平,为颅骨底面的一部分,主要骨性标志如下:

1. 颈动脉管外口(outer entrance of carotid canal) 位于岩部下面的中部、颈静脉窝前方的骨性开口,有颈内动脉经过。

2. 颈静脉窝(jugular foramen) 在岩部下面后外侧部有前内和后外两个紧邻的深窝,前内为颈动脉管外口,后外为颈静脉窝,容纳颈静脉球。

3. 颈动静脉间嵴(jugulocarotid spine) 颈动脉管外口和颈静脉窝之间的薄骨嵴,其上有鼓室小管下口,舌咽神经鼓室支(Jacobson's nerve)以及咽升动脉鼓室支通过该小管进入鼓室。

4. 蜗水管外口(external opening of the cochlear aqueduct) 在颈静脉窝的前内侧、紧靠颈动静脉间嵴有一三角形的小窝,窝底有一小孔,为蜗水管外口。

5. 颈静脉孔(jugular foramen) 颈静脉窝构成颈静脉孔的前界及外侧界,在颈静脉孔外侧部容纳乙状窦至颈静脉球交接处,其内侧为岩下沟,第Ⅸ、Ⅹ、Ⅺ脑神经在颈静脉孔内侧部穿行出颅。

6. 乳突小管沟(sulcus of mastoid canaliculus) 为颈静脉窝外侧骨壁上一浅沟,向后穿入岩骨形成乳突小管,有迷走神经耳支(Arnold's nerve)穿过。

7. 肌肉、软骨附着部 在岩部下面前内侧部,骨面粗糙,为腭帆提肌、腭帆张肌及咽鼓管软骨部等结构的附着处。

(四) 岩部三缘

1. 岩部上缘 又名岩骨嵴(petrous ridge),内有岩上沟,容纳岩上窦,沟缘有小脑幕附着;上缘内端有一切迹,内含三叉神经半月神经节的后部;上缘尖端借岩蝶韧带和蝶骨连接并形成小管,内有展神经和岩下窦经过。

2. 岩部后缘 内侧段有岩下沟,内含岩下窦;外侧段和枕骨的颈静脉切迹形成颈静脉孔。

3. 岩部前缘 内侧部分与蝶骨大翼连接形成蝶岩裂,外侧部分参与组成岩鳞裂和岩鼓裂;在岩部与鳞部之间,有上下并列的两个骨管通入鼓室,靠上者为鼓膜张肌半管,居下者为咽鼓管。

五、茎突

茎突(styloid process)起于颞骨鼓部的下面,细长形,伸向前下方,平均长约25mm;茎突远端有茎突咽肌、茎突舌肌、茎突舌骨肌、茎突舌骨韧带和茎突下颌韧带附着。在茎突与乳突之间有茎乳孔,为面神经管的外口,面神经经此出颅。

参考文献

[1]　黄选兆,汪吉宝,孔维佳.实用耳鼻咽喉头颈外科学.第2版.北京:人民卫生出版社,2008

[2]　姜泗长.耳解剖学与颞骨组织病理学.北京:人民军医出版社,1999

[3]　韩东一.神经耳科及侧颅底外科学.北京:科学出版社,2008

[4]　姜泗长.手术学全集-耳鼻咽喉科卷.北京:人民军医出版社,1994

[5]　柏树令.系统解剖学.北京:人民卫生出版社,2001

（邹艺辉）

第一节　颞骨骨性结构
Bony Structures of Temporal Bone

颞骨位于头颅两侧,由鳞部、岩部、乳突部、鼓部和茎突五部分组成,并以骨缝与顶骨、蝶骨、枕骨衔接。熟知颞骨表面各骨性结构的形态和空间位置,熟知表面骨性标志与内部解剖结构的关系,熟知颞骨与颅内、颅外解剖结构的关系是开展颞骨解剖的基础和前提。

鳞部表面的主要骨性结构有颞线、颧突、颞中动脉沟、脑膜中动脉沟等。乳突部的主要骨性结构有:外耳道上棘(Henle棘)、道上三角、顶切迹、乳突孔、二腹肌嵴、乙状窦沟等。鼓部表面的骨性标志较少,与临床关系较为密切的是外耳道前上棘。岩部形态不规则,毗邻复杂,主要的解剖标志有鼓室盖、鼓窦盖、乳突天盖、弓状隆起、岩浅大神经沟、岩浅小神经沟、三叉神经压迹、颈内动脉管内口、颈内动脉管外口、岩骨嵴、岩上沟、岩下沟、内耳门、弓形下窝、内淋巴囊裂、颈静脉窝、颈静脉孔、鼓膜张肌半管、咽鼓管鼓部、茎乳孔等。

颞骨由多块不规则骨嵌合而成,因而存在多处缝隙,主要有:鼓乳缝、枕乳缝、岩鼓裂、岩鳞裂。

颞骨重要的体表投影包括:乙状窦的体表投影为乳突尖与顶切迹的连线;面神经垂直段的体表投影为经乳突切迹的平面向前与外耳道后壁的交线(或鼓乳缝的深面);颅中窝底的体表投影为颞线。

鼓窦的体表投影区为道上三角,道上三角(又名Macewen三角、筛区)为外耳道上棘后方、外耳道后壁垂直向上的延长线与颞线相交形成的三角形区域。

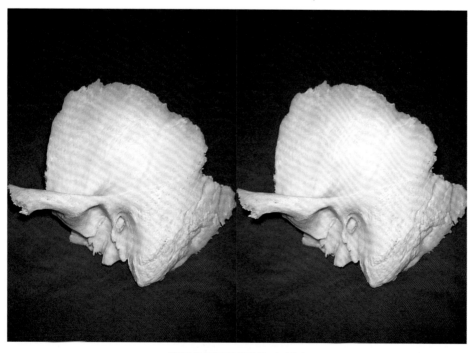
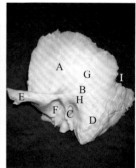

A.鳞部
B.颞线
C.鼓部
D.乳突部
E.颧突
F.下颌窝
G.颞中动脉沟
H.道上三角
I.顶切迹

颞骨外侧面的解剖标志(左)

颞骨鳞部外侧面宽扁而光滑,后部可见颞中动脉沟,颧突位于其前下方,颧突前、中、后根之间分别为下颌窝和骨性外耳道口,后根向后延续的骨性隆起为颞线。乳突表面粗糙,有胸锁乳突肌、头最长肌、头夹肌等附着。颞骨外侧面可见颅中窝底、面神经与乙状窦的体表投影线

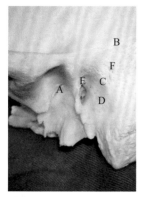

A. 岩鼓裂
B. 颞线
C. 外耳道上棘
D. 鼓乳缝
E. 外耳道前上棘
F. 筛区

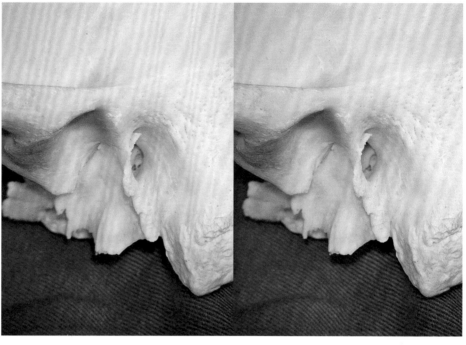

鼓部及骨性外耳道(左)

外耳道前上方有一较小的骨嵴及骨沟,分别为外耳道前上棘及棘前沟;行耳内切口时常需凿除外耳道前上棘,以便于分离外耳道皮瓣;耳颞神经外耳道支于棘前沟穿入,故此处为外耳道阻滞麻醉点之一。骨性外耳道口后上缘有外耳道上棘和道上三角,其深面为鼓窦。鼓部后方为鼓乳缝,其内侧为面神经垂直段;鼓部与岩骨之间的裂缝为岩鼓裂,其前内侧为鼓索小管,鼓索神经经此离开鼓室进入颞下窝

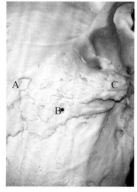

A. 顶切迹
B. 乳突孔
C. 乳突尖

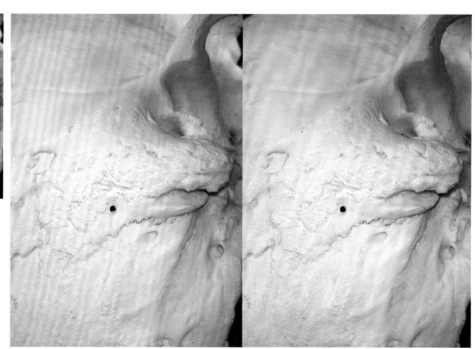

乳突外侧面及乳突孔(右)

乳突外侧面凹凸不平,其外下方有胸锁乳突肌、头夹肌与头最长肌附着;乳突后缘中部有大小不一、位置不定的数个乳突孔,乳突导血管经此孔汇入乙状窦;乳突尖内侧依次有一深沟及一浅沟,深且靠外者为乳突切迹(二腹肌沟),二腹肌后腹附着于此,乳突腔内与此切迹相对应的隆起称为二腹肌嵴,经过二腹肌嵴向前延伸的平面与骨性外耳道后壁交汇的直线为面神经垂直段的体表投影线,于该交线外侧磨骨较为安全;乳突切迹内侧较浅的沟为枕动脉沟,有枕动脉经过

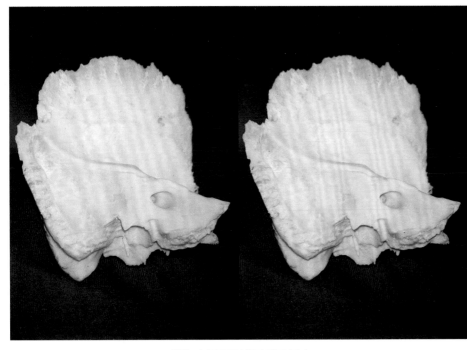
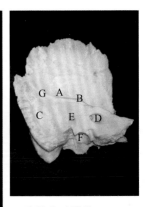

A. 脑膜中动脉沟
B. 弓状隆起
C. 乙状沟
D. 内耳门
E. 内淋巴囊裂
F. 颈静脉窝
G. 岩骨嵴

鳞部内侧面及岩骨后面(左)

鳞部内侧面可见大脑沟回的压迹和脑膜中动脉沟;岩部上缘为岩骨嵴,其上有岩上沟,容纳岩上窦,小脑幕亦附着于岩骨嵴上;岩骨下缘有岩下沟,容纳岩下窦;岩部后面的外侧(乳突部内面)有一 S 形弯曲的乙状沟,容纳乙状窦;岩骨后面近中央处偏内有一明显的孔洞即内耳门,向内通入内耳道,内耳门后方有一薄骨板覆盖的裂隙称内淋巴囊裂,为内淋巴管外口所在处

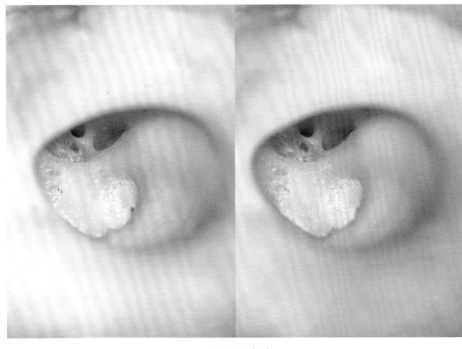
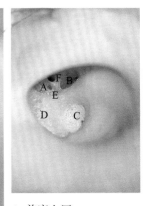

A. 前庭上区
B. 面神经管区
C. 蜗区
D. 前庭下区
E. 横嵴
F. 垂直嵴

内耳道底(左)

(自内向外观看)内耳道底即内耳的内侧壁,内耳道底由横嵴分为较小的上区和较大的下区,上区又被垂直骨嵴(Bill's bar)分为前后两部,内耳道底前上为面神经管区,前下为蜗区,后上为前庭上区,后下为前庭下区,各区分别通行面神经、蜗神经、前庭上神经及前庭下神经。前庭下区的后下部有时可见单孔,为后壶腹神经的通道

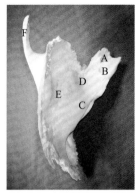

A. 颈内动脉管内口
B. 三叉神经压迹
C. 弓状隆起
D. 岩浅大神经沟
E. 鼓室盖
F. 颧突

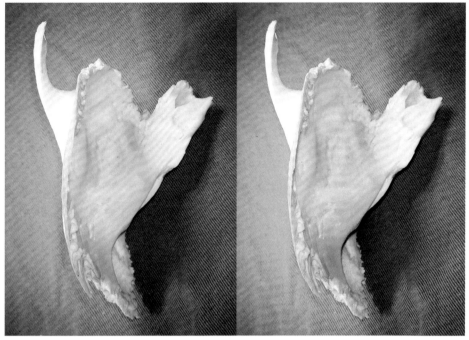

颞骨上面观（左）

岩骨中部有包含前半规管的弓状隆起，其外侧略凹的部分为鼓室盖和乳突天盖；近岩尖处一浅凹，为三叉神经半月神经节压迹；岩尖前下部有颈内动脉管内口

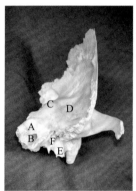

A. 三叉神经压迹
B. 颈内动脉管内口
C. 弓状隆起
D. 鼓室盖
E. 鼓部
F. 咽鼓管骨部

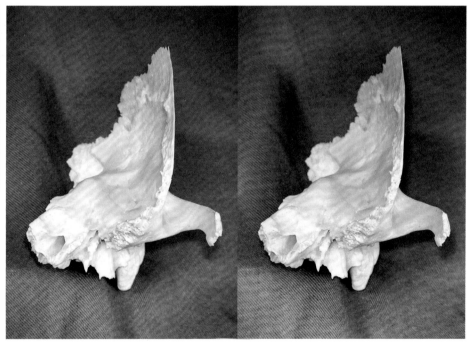

颞骨前面观（左）

岩骨尖端与蝶骨大翼、枕骨底部共同围成破裂孔，颈内动脉管内口参与组成破裂孔的后外界；三叉神经压迹后外侧有两个与岩部长轴近似平行的浅沟，外侧为岩浅小神经沟，内侧为岩浅大神经沟，两沟分别容纳同名神经；岩浅大神经沟外侧末端为面神经管裂孔，岩浅大神经经此与面神经膝状神经节相连；咽鼓管外 1/3 为骨管，位于岩骨与鳞部结合处

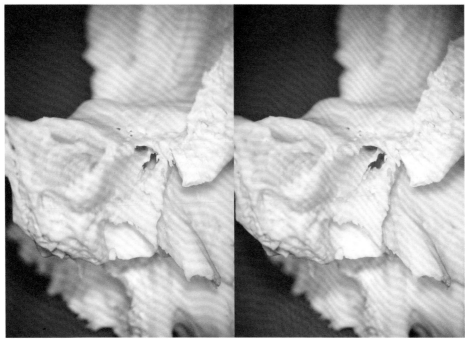

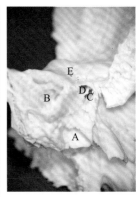

A. 颈内动脉管外口
B. 颈内动脉管内口
C. 咽鼓管骨部
D. 鼓膜张肌半管
E. 岩浅大神经沟

颞骨前面观(左)

自前向后观看,可见颈内动脉管内口位于岩尖前下方,颈内动脉管外口位于岩部下方;颈内动脉管水平段外侧有与之近似平行的两个骨管,上内者为鼓膜张肌半管,下外者为咽鼓管骨部

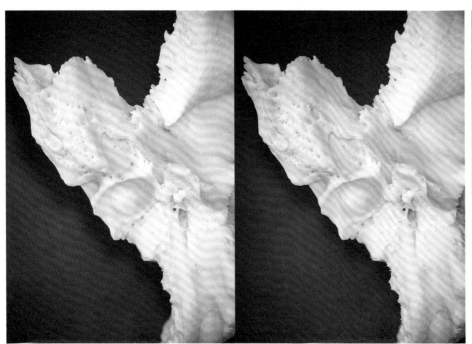

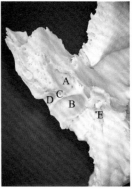

A. 颈内动脉管外口
B. 颈静脉窝
C. 岩小窝
D. 蜗水管外口
E. 茎乳孔

颞骨下面观(左)

颞骨下面粗糙而不规则,近岩尖处的粗糙面有腭帆张肌、腭帆提肌和咽鼓管软骨部附着;其后外有颈动脉管外口和颈静脉窝;颈内动脉管外口与颈静脉窝之间内侧有一三角形的岩小窝,其内容纳舌咽神经之岩神经节,颈动静脉间嵴上有一鼓小管下口,舌咽神经鼓室支(Jacobson's nerve)及咽升动脉鼓室支经此进入鼓室;岩小窝后内侧为蜗水管外口;茎突与乳突尖之间为面神经出颅的茎乳孔

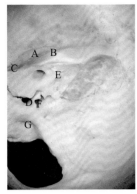

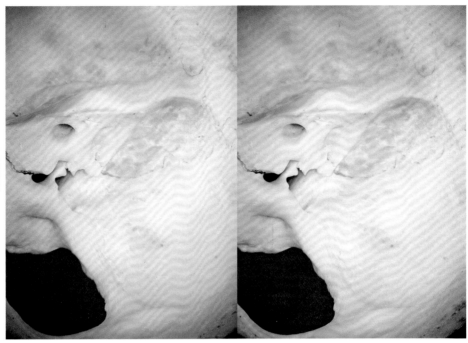

A. 鼓室盖
B. 弓状隆起
C. 三叉神经压迹
D. 颈静脉孔岩部
E. 内淋巴囊裂
F. 颈静脉孔乙状部
G. 舌下神经管内口

颞骨及颅底(内侧面)毗邻结构(右)

内淋巴管外口位于内淋巴囊裂内,裂孔多呈弧形,距内耳门后、外约1cm;内耳道口与内淋巴囊裂之间上方的小凹为弓形下窝,有弓下动脉通过;乙状窦位于乙状沟内,并向下经颈静脉球延续为颈内静脉;颈静脉孔分为岩部与乙状部,分别容纳岩下窦与乙状窦

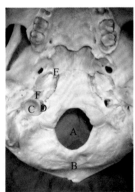

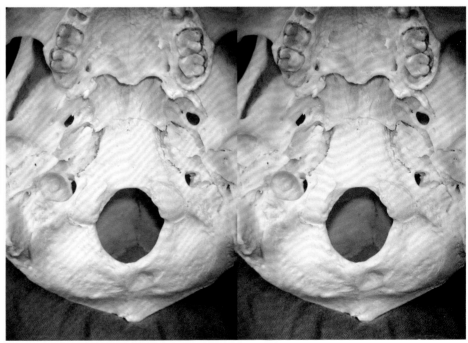

A. 枕骨大孔
B. 枕骨
C. 颈静脉窝
D. 颈静脉孔
E. 蝶骨翼突
F. 颈内动脉管外口

颅底下面观

与颅底内面相对应,颅底外侧面亦可分为前、中和后三部分。岩尖与侧颅底主要位于中、后颅底。以破裂孔、岩枕裂、颈静脉孔为界,可将中、后颅底分为中央部和侧部。中央部包括岩尖区、蝶骨体、蝶鞍、斜坡、枕骨髁和舌下神经管等结构;侧部包括颞骨与蝶骨大翼

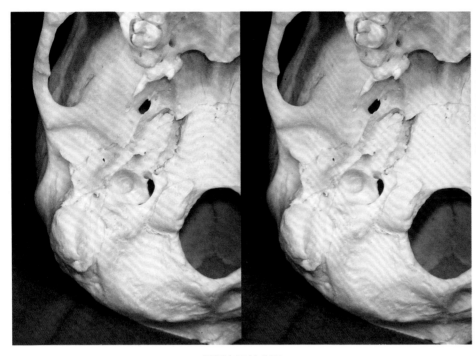

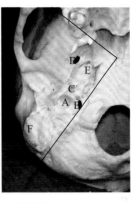

A. 颈静脉窝
B. 颈静脉孔
C. 颈内动脉管外口
D. 卵圆孔
E. 岩尖
F. 乳突尖

侧颅底及其分区

以鼻咽顶壁为中心,向前外经翼腭窝达眶下裂前端、向后外经颈静脉窝到乳突后缘做两条假想线,两线之间的三角区即为侧颅底区域。1984 年 Van Huijzer 将侧颅底分为鼻咽区、咽鼓管区、神经血管区、听区、关节区和颞下区

(明 伟)

第二节　中耳骨性结构
Bony Structures of Middle Ear

中耳(middle ear)是位于颞骨内的不规则含气腔,包括鼓室、咽鼓管、鼓窦及乳突气房四部分,主要功能是将外界声音传递到内耳。

鼓室(tympanic cavity)是颞骨内最大的不规则含气腔,由颞骨岩部、鳞部、鼓部和鼓膜共同围成。鼓室向前借咽鼓管与鼻咽部相通,向后借鼓窦入口与鼓窦及乳突气房相通,内侧以鼓岬、前庭窗和蜗窗与内耳相隔,外侧借鼓膜和鼓室盾板与外耳道相隔。以鼓膜紧张部上、下、前、后缘为界可将鼓室分为上、中、下及前、后鼓室;鼓室上下径约15mm,前后径约13mm,内外径在上、下鼓室分别约为6mm与4mm,中鼓室内外径最小,在脐处仅约2mm;鼓室的容积约1~2ml。

鼓室各壁的骨性结构如下。

(1) 外壁:骨壁为颞骨鳞部形成的鼓室盾板(scutum)。

(2) 上壁:即鼓室盖(tegmen tympani),厚3~4mm,鼓室藉此与颅中窝相隔;鼓室盖位于眶下缘与外耳道上缘连线(听眶下线)之上5~10mm,小于5mm时可怀疑鼓室盖低位;鼓室盖上有岩鳞裂,约1/2的人在5岁以后此裂才开始闭合,故小儿发生中耳炎时可出现脑膜刺激症状。

(3) 下壁:又称颈静脉壁(jugular wall),前起下鼓室下隐窝,后至茎突隆起,表面不规则,存在较多气房,其厚度与颈静脉球的大小与位置相关。

(4) 前壁:即颈动脉壁(carotid wall),上部有鼓膜张肌半管及咽鼓管鼓室口,下部以极薄的骨板与颈内动脉相隔。

(5) 后壁:又称乳突壁(mastoid wall),上宽下窄,上部有鼓窦入口与砧骨窝,下部有由3个隆起(锥隆起、鼓索隆起及茎突隆起)组成的茎突复合体及连接3个隆起的3条骨嵴(鼓索嵴、茎突嵴及锥体嵴),面神经垂直段通过此壁内侧。

(6) 内壁:为内耳的外侧壁,又称迷路壁(labyrinthine wall),包括耳蜗底周向外隆起形成的鼓岬(promontory)、鼓岬后上方的前庭窗(vestibular window)以及鼓岬后下方的蜗窗(cochlear window),前庭窗与蜗窗分别以镫骨底板、环状韧带及蜗窗膜分隔中耳与内耳。

咽鼓管(Eustachian tube):近鼓室侧1/3为骨管,位于颞骨鳞部与岩部之间,其上方为鼓膜张肌半管,后内侧为颈内动脉管。咽鼓管近鼻咽侧2/3为一凹面向下的、由软骨槽与纤维结缔组织构成的管道。

鼓窦(tympanic antrum):为鼓室后上方较大的含气腔,是鼓室与乳突气房交通的枢纽,也是中耳手术的重要标志。

乳突气房(mastoid cells):位于鳞部后下方,系乳突内大小不一、形状不规则且相互连通的含气小房。

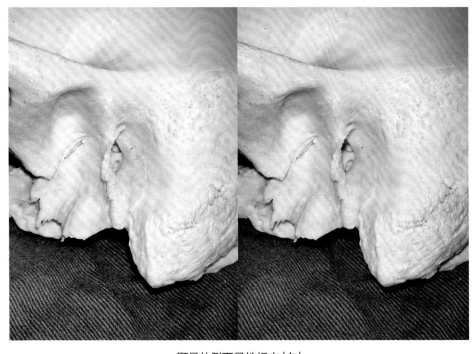
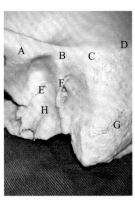

A. 颧突前根
B. 颧突中根
C. 颧突后根
D. 颞线
E. 岩鼓裂
F. 鳞鼓裂
G. 乳突
H. 鼓部

颞骨外侧面骨性标志（左）

以外耳道为中心的颞骨外侧面,主要包括鳞部、鼓部及乳突部。鼓部位于鳞部下方、乳突部的前方,鼓部形成骨性外耳道的前壁、下壁和部分后壁。骨性外耳道上方为颧突中根及后根,颧突后根与顶切迹间的连线为颞线,系颅中窝底的体表投影线,中耳手术时不应超过此线,否则有损伤颅中窝底硬脑膜的风险

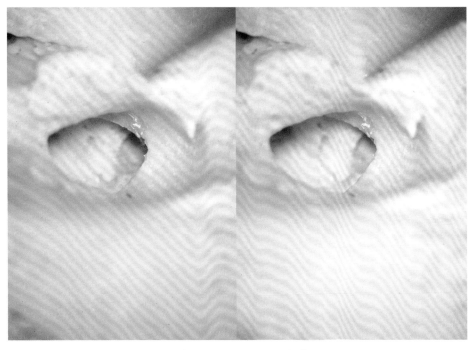
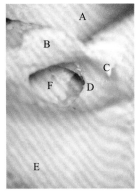

A. 下颌窝
B. 鼓部
C. 外耳道前上棘
D. 鼓室盾板
E. 乳突部
F. 中鼓室

骨性外耳道及鼓室盾板（左）

骨性外耳道的前壁、下壁及部分后壁由鼓部构成,外耳道后上壁由颞骨鳞部组成;鼓室盾板是由颞骨鳞部形成的骨板,构成上鼓室的骨性外侧壁,将骨性外耳道内端的上部与上鼓室隔开

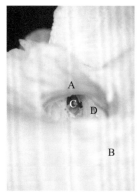

A. 骨性外耳道前壁
B. 道上三角
C. 咽鼓管鼓室口
D. 鼓膜张肌半管

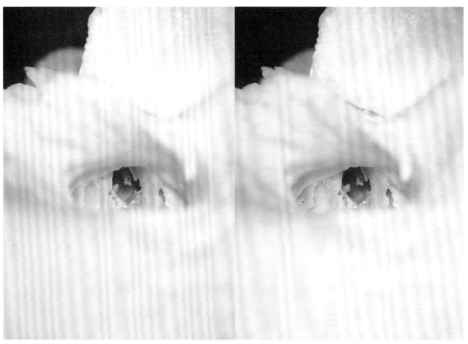

咽鼓管鼓室口（左）

向前观察鼓室前壁，可见上部较大的咽鼓管鼓室口，其上方为鼓膜张肌半管，内侧以极薄的骨板与颈内动脉骨管相隔，术中搔刮咽鼓管口病变时，刮匙切勿大力向后下方搔刮，以免刮破管壁、损伤颈内动脉

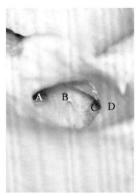

A. 咽鼓管鼓室口
B. 鼓膜张肌半管
C. 上鼓室前隐窝
D. 鼓室盾板

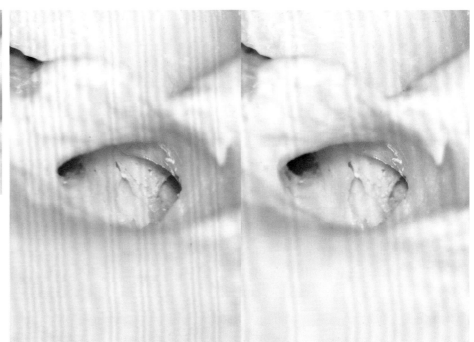

鼓膜张肌半管（左）

鼓膜张肌半管位于咽鼓管鼓室口上方，容纳鼓膜张肌（tensor tympani muscle），鼓膜张肌起于蝶骨大翼及咽鼓管软骨部，鼓膜张肌腱以近似直角的角度呈滑车样穿出匙突（cochleariform process），止于锤骨柄与锤骨颈交界处的内侧面；匙突后方为面神经管凸，管内有面神经水平段，向前内微向上转折形成膝状神经节。匙突是耳外科术中定位面神经水平段及膝状神经节的重要标志

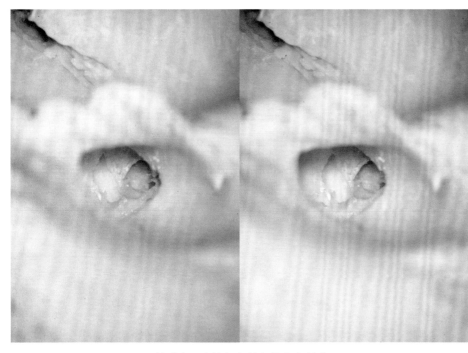
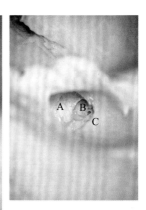

A. 鼓膜张肌半管
B. 上鼓室前隐窝
C. 鼓室盾板

鼓膜张肌半管与上鼓室前隐窝(左)

向上观察鼓室上部:鼓膜紧张部上缘的鼓室称为上鼓室(epitympanum),上鼓室向前延伸至鼓膜张肌半管上方的狭窄部为上鼓室前隐窝(anterior recess of epitympanum);上鼓室前隐窝内侧壁存在一较为恒定的小窝,称为上鼓室窦(epitympanic sinus),其内侧壁紧邻面神经膝状神经节

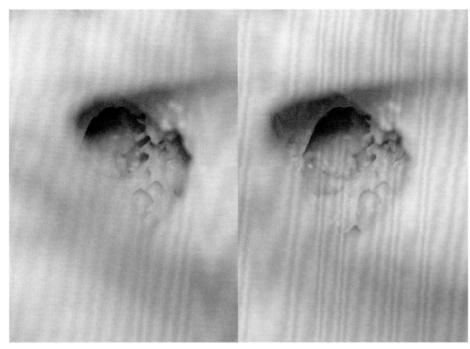

A. 上鼓室前隐窝
B. 上鼓室窦
C. 上鼓室

上鼓室及上鼓室前隐窝(左)

观察上鼓室前、上、内侧壁,可见前方的上鼓室前隐窝,其内侧壁凹陷为上鼓室窦

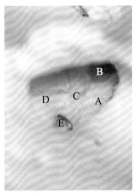

A. 面神经管凸
B. 上鼓室前隐窝
C. 匙突
D. 鼓岬
E. 前庭窗

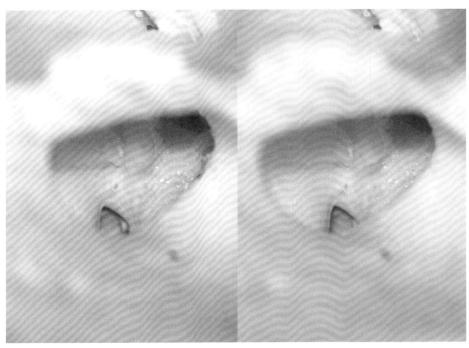

鼓室内侧壁上部(左)

观察鼓室内壁,可见鼓室内壁存在多个凸起和凹陷:匙突后上方为面神经管凸,其内容纳面神经水平段,面神经管凸下方为前庭窗,前庭窗下方为鼓岬,系耳蜗底周所在处

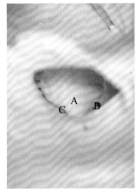

A. 鼓岬
B. 前庭窗
C. 蜗窗龛

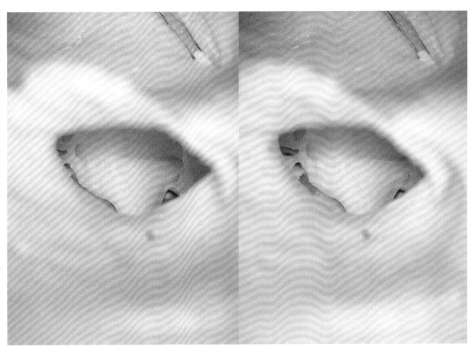

鼓室内侧壁中部(左)

观察鼓室内侧壁中部,可见隆起的鼓岬(promontory)和鼓岬后下方的蜗窗龛(round window niche),蜗窗位于蜗窗龛内,蜗窗龛口平面与蜗窗平面垂直,术中常需磨除部分蜗窗龛前上的骨檐才能观察到其内的蜗窗及蜗窗膜。蜗窗龛下方的骨质凹凸不平,其深面有前庭下神经的分支——后壶腹神经通过

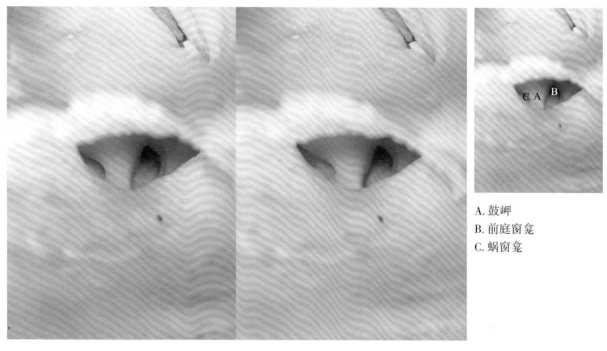

A. 鼓岬
B. 前庭窗龛
C. 蜗窗龛

前庭窗龛与蜗窗龛(左)

观察前庭窗龛与蜗窗龛,可见前庭窗位于前庭窗龛(vestibular window niche)内,蜗窗龛位于前庭窗龛下方,其内的蜗窗为蜗窗龛骨檐遮蔽而无法完全显露

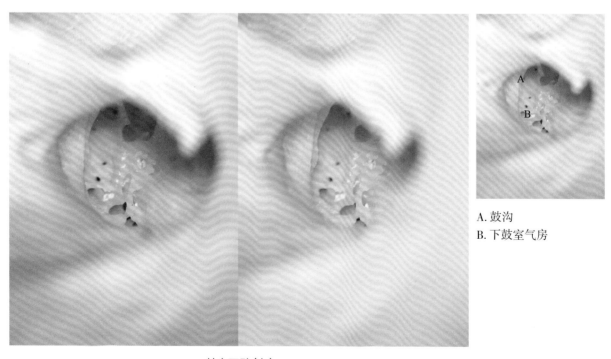

A. 鼓沟
B. 下鼓室气房

鼓室下壁(左)

向下观察下鼓室,于外耳道内侧末端可见一凹陷的鼓沟,鼓膜边缘的纤维鼓环嵌附于沟内;鼓室下壁与前壁的锐性交界处为鼓室下隐窝(inferior tympanic recess),鼓室下壁前起鼓室下隐窝,后达茎突隆起(styloid apophysis);鼓室下壁又称颈静脉球壁,为一分隔鼓室与颈静脉球的薄骨壁,表面凹凸不平,有较多气房存在

(高 雪)

第三章

耳内径路

Transcanal Approach

一、耳内径路涉及的术式

耳内径路是耳显微外科常用的手术入路,此入路的优点在于创伤小,但显露的病变范围有一定局限性,经耳内径路可以开展的手术有:

1. 鼓膜切开、置管术
2. 外耳道胆脂瘤切除术
3. 外耳道骨瘤(疣)切除术
4. 外耳道癌、腺样囊性癌切除术
5. 单纯鼓膜修补术
6. 鼓室探查术
7. 鼓室成形术
8. 乳突根治术
9. 镫骨手术
10. 病变范围局限的中耳胆脂瘤及鼓室体瘤等

二、相关解剖结构

1. 耳轮(helis) 耳廓外缘略卷曲而凸起的部分。

2. 对耳轮(crus of helix) 耳轮前方与耳轮走行一致的弧形隆起,其下方末端为对耳屏(antitragus)。

3. 三角窝(triangular fossa) 对耳轮上、下脚之间的凹陷。

4. 舟状窝(scaphiod fossa) 又称耳舟(scapha),指耳轮与对耳轮之间的凹沟。

5. 耳甲(concha) 对耳轮前方的深窝,此窝又被耳轮脚分为上方的耳甲艇(cymba conchae)和下方的耳甲腔(cavum conchae),耳甲腔前方为外耳道口。

6. 耳屏(tragus) 外耳道口前方的突起,与其对应的对耳轮末端的隆起为对耳屏。

7. 耳前切迹(incisura anterior auris) 耳屏与耳轮脚之间的凹陷。

8. 屏间切迹(intertragic notch) 耳屏与对耳屏之间的凹陷。

9. 外耳道峡(isthmus) 外耳道骨部距鼓膜约 5mm 处的狭窄部。

10. 外耳道上棘(suprameatal spine) 又称 Henle 棘,为骨性外耳道口后上缘的一骨性小棘。

11. 外耳道前上棘(endomeatal spine) 鼓部鼓鳞裂之后、鼓部外侧单一的小骨棘,在分离外耳道皮瓣时需要处理此骨棘。

12. 鼓膜(tympanic membrane) 鼓室外侧壁的膜部,分为紧张部与松弛部。

13. 鼓环（tympanic ring） 鼓部的一部分,位于鼓部内端,围绕鼓膜边缘形成上端缺失的不完整骨环。

14. 鼓沟（tympanic sulcus） 鼓环上的一浅沟,鼓膜紧张部边缘嵌附于鼓沟内。

15. 鼓切迹（tympanic notch） 亦称 Rivinus 切迹,指鼓沟上方一长约 5mm 的缺口,鼓膜松弛部附于此切迹处的颞骨鳞部。

16. 鼓室盾板（tympanic scutum） 即上鼓室外侧壁和骨性外耳道内侧的后上壁,形似盾牌,故名鼓室盾板。

17. 锤骨（malleus） 3 块听小骨之一,位于砧骨与鼓膜之间,分为头、颈、柄、前突和外侧突。

18. 砧骨（incus） 3 块听小骨之一,位于锤骨与镫骨之间,分为体、长脚和短脚。长脚末端向内侧稍膨大,名豆状突。

19. 镫骨（stapes） 3 块听小骨中最小的一块,横位,形似马镫,分为头、颈、前脚（前足弓）、后脚（后足弓）和底板。

20. 鼓膜上隐窝（superior tympanic membranous recess） 又名蒲氏间隙（Prussak's space）,上界为锤骨外侧韧带（锤骨外侧襞）,下界为锤骨外侧突（短突）,外侧界为鼓膜松弛部,此间隙为后天性、原发性胆脂瘤的好发部位之一。

21. 鼓索神经（chorda tympany） 面神经分支之一,含副交感神经纤维和味觉神经纤维,鼓索神经经鼓环后部中份进入鼓室,穿行于砧骨长脚与锤骨柄之间,并经岩鼓裂内端的前鼓索小管开口出鼓室入颞下窝。

22. 面神经管凸（prominence facial nerve canal） 为前庭窗后上方的一长条状隆凸,内含面神经水平段。

23. 鼓岬（promontory） 鼓室内侧壁中央部的膨凸,系由耳蜗底周突向鼓室形成。

24. 岬小桥（promontory ponticulus） 自鼓岬后上部延伸到锥隆起根部的骨嵴,多呈桥状。

25. 岬下脚（promontory subiculum） 由鼓岬后部沿蜗窗龛后上缘向鼓室后壁延伸并斜行至后下方的骨嵴,为蜗窗龛与鼓室窦的分界线;岬小桥与岬下脚是鼓岬后方两个较固定的骨嵴。

26. 蜗窗龛（cochlear window niche） 又称圆窗龛（round window niche）,为鼓岬后下方的一骨性凹陷,其内藏有蜗窗（圆窗）。

27. 前庭窗龛（vestibular window niche） 前庭窗周围的浅窝,上界为面神经管凸,下界为鼓岬与岬小桥。

28. 匙突（cochleariform process） 位于前庭窗前上方的匙状突起,由肌咽鼓管隔末端向外弯曲作滑车而形成,鼓膜张肌腱由此呈直角转向外止于锤骨颈内侧。

29. 咽鼓管（Eustachian tube） 沟通鼓室与鼻咽部的管道,内侧 2/3 为软骨部,外侧 1/3 为骨部,其向内开口于鼻咽部侧壁,向外开口于鼓室前壁。

三、解剖概述

耳内径路的特点在于对骨性结构扰动较轻,涉及更多的是外耳道皮瓣的处理,因此要求操作轻柔、精细,特别注意避免撕裂外耳道皮瓣;耳内径路解剖训练时需重点练习各种不同类型耳内切口的制作方法及外耳道皮瓣的分离方法。

1. 耳前切迹切口 耳前切迹切口即耳内径路的第一切口,自外耳道峡部 12 点方向,纵向切开皮肤直至骨面,切口向耳前切迹延伸 1.0~1.5cm,切开皮肤、皮下组织至颞肌表面;第二切口自 6 点方向距鼓环 6mm 处开始,向后、上、外延续,直至与第一切口相接,第二切口同样要求切至骨面;待完成切口后即可以中耳剥离子紧贴骨面自外向内分离外耳道皮瓣。

注意事项：①因外耳道前上棘为自前向后的突起,因而在分离皮瓣过程中需以手术刀锐性分离外耳道皮瓣与外耳道前上棘,待越过外耳道前上棘后方可用中耳剥离子继续分离;②确保切透皮瓣并保持切口的连续性,否则很容易导致皮瓣撕裂;③分离过程中,中耳剥离子需始终紧贴外耳道骨面,齐头并进地向外耳道深部分离。

2. 耳界沟切口　向后牵拉耳廓,显露外耳道软骨与耳廓软骨之间潜在的耳界沟;自 6 点沿耳界沟弧形切开皮肤及皮下组织至 12 点方向,再向前切开耳前切迹;向内向后切开至骨面,在乳突和骨性外耳道表面分离外耳道皮瓣。

注意事项：①确保切透皮瓣并确保切口的连续性,否则很容易导致皮瓣撕裂;②修薄耳道后上壁皮瓣以显露乳突皮质,在分离皮瓣过程中有时要分离并凿除外耳道前上棘;③必要时可在距纤维鼓环 5~6mm 处弧形切开外耳道皮肤,以观察鼓室情况。

3. 单纯耳内切口　此切口损伤小,但皮瓣较菲薄,一般在耳内镜辅助下完成,于纤维鼓环外侧 6mm 左右,自 6 点 ~12 点弧形切开外耳道皮肤,分离外耳道皮瓣和纤维鼓环。

注意事项：彻底切透外耳道皮肤,动作轻柔,避免撕裂外耳道皮瓣。

4. 分离纤维鼓环,显露鼓室　以中耳剥离子将纤维鼓环自鼓沟中分离,以直角钩针将鼓索神经分离开,显露中鼓室。

注意事项：①一般从纤维鼓环后方起始部(即鼓膜紧张部后上方)分离纤维鼓环;②分离纤维鼓环应该连续分离,避免撕裂外耳道皮瓣和鼓膜;③以钩针分离鼓索神经时应避免过度牵拉,以防损伤鼓索神经和面神经。

四、解剖目标要求

1. 掌握外耳的组成。
2. 掌握鼓室内容物的形态及空间关系。
3. 掌握耳前切迹切口的操作方法。
4. 掌握耳界沟切口和耳内切口的操作方法。
5. 掌握外耳道前上棘的处理方法。
6. 掌握外耳道皮瓣的分离方法。
7. 掌握自鼓沟分离出纤维鼓环的方法。
8. 掌握中耳剥离子、吸引器头的使用技巧。

参考文献

[1] 姜泗长,杨伟炎,顾瑞.耳鼻咽喉-头颈外科手术学.第2版.北京:人民军医出版社,2007
[2] 黄选兆,汪吉宝,孔维佳.实用耳鼻咽喉头颈外科学.第2版.北京:人民卫生出版社,2008
[3] 王启华.实用耳鼻咽喉头颈外科解剖学.北京:人民卫生出版社,2010
[4] 韩东一,戴朴.耳显微外科立体手术图谱.北京:人民卫生出版社,2009

（赵　辉）

第一节 外 耳 解 剖
Anatomy of External Ear

外耳包括耳廓（auricle）与外耳道（external acoustic meatus）两部分。

耳廓以肌肉、软骨、韧带及皮肤附着于头颅侧面，与颅骨成角约30°，分为前、后两面。耳廓最外缘的突起为耳轮（helis），耳轮延伸至外耳道口后方称耳轮脚，其另一端延续至耳垂，耳轮后上部的小结节为耳廓结节（Darwin 结节）。与耳轮平行的弧形隆起为对耳轮（antihelix），其上端分叉形成对耳轮上、下脚，两脚间的凹陷为三角窝（triangular fossa），对耳轮下端的隆起为对耳屏（antitragus）。对耳轮前方的深窝为耳甲（concha），位于耳轮脚上部的为耳甲艇（cymba conchae），其下部的为耳甲腔（cavum conchae）。外耳道口位于耳甲腔前端，其前方为耳屏（tragus）。耳屏与对耳屏、耳轮脚之间的凹陷分别称为屏间切迹（intertragic notch）与耳前切迹（incisura anterior auris）。

外耳道（external acoustic meatus）为起自外耳道口止于鼓膜的盲管，长约2.5~3.5cm，外侧1/3为软骨部，内侧2/3为骨部。外耳道整体呈S形向内延伸，外端向前并微向上方，中段向后，内段向前并微向下延伸。外耳道存在两处狭窄：①骨部与软骨部交界处；②骨部距鼓膜0.5cm处，此处又称为外耳道峡（isthmus）。

外耳道软骨后上方存在一由结缔组织充填的裂隙，前下方常有2~3个垂直的、同样由结缔组织充填的裂隙，称为外耳道软骨切迹（santorini 裂）。

骨性外耳道后上方由颞骨鳞部组成，前、下及部分后壁由鼓部构成，外耳道后壁与乳突紧邻。外耳道皮肤较薄，软骨部皮肤含有耵聍腺，并富于毛囊和皮脂腺，骨部皮肤菲薄，既无毛囊亦无腺体，仅有皮下的颞骨骨膜，故外耳道疖肿仅发生于外耳道软骨部。

外耳道底可见鼓膜（tympanic membrane），鼓膜为向内凹入、椭圆形、半透明的膜性结构，高约9mm、宽约8mm、厚约0.1mm。鼓膜的前下方朝内倾斜，与外耳道底成角约45°~50°，故外耳道的前下壁较后上壁长。新生儿鼓膜的倾斜度尤为明显，与外耳道底约成35°。鼓膜边缘略厚，大部分借纤维鼓环嵌附于鼓沟内，称为紧张部（pars tensa）。其上方鼓沟缺如之鼓切迹处，鼓膜直接附丽于颞骨鳞部，较松弛，称为松弛部（pars flaccida）。鼓膜之结构分为3层：外为上皮层，系与外耳道皮肤连续的复层鳞状上皮；中间系纤维组织层（松弛部无此层），含有浅层放射形纤维和深层环形纤维，锤骨柄附着于纤维层中间；内为黏膜层，与鼓室黏膜相连续。

鼓膜中心部最凹处相当于锤骨柄的尖端，称为脐（umbo）。自鼓膜脐向上稍向前达紧张部上缘处，有一灰白色小突起名锤凸（malleolar prominence），即锤骨外侧突顶起鼓膜的部位。在鼓膜脐与锤突之间，有一白色条纹，称锤纹（malleolar stria），系附着于鼓膜内的锤骨柄所形成的映影。自锤突向前至鼓切迹前端有锤骨前襞（anterior mallear fold），向后至鼓切迹后端有锤骨后襞（posterior mallear fold），二者均系锤骨外侧突顶起鼓膜所致，乃紧张部与松弛部的分界线。自鼓膜脐向前下达鼓膜边缘有一个三角形反光区，名光锥（cone of light），系外来光线被鼓膜的凹面集中反射而成。为便于描记，沿锤骨柄作一直线，另经鼓膜脐作与其垂直相交的直线，可将鼓膜分为前上、前下、后上、后下4个象限。

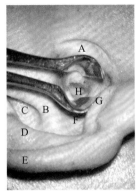

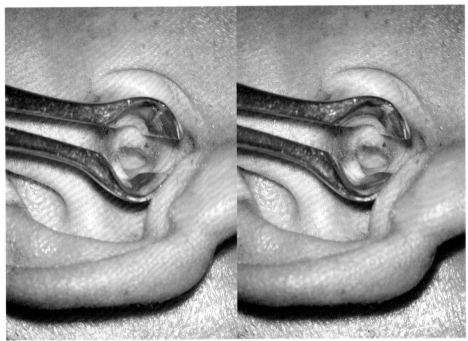

A. 耳屏
B. 耳轮脚
C. 耳甲艇
D. 对耳轮
E. 耳轮
F. 耳甲腔
G. 对耳屏
H. 外耳道

耳廓及外耳道(标本 1,右)

耳廓以软骨、韧带、肌肉及皮肤附着于头颅侧面。耳屏与对耳屏之间的切迹为屏间切迹,耳屏与耳轮脚间的凹陷为耳前切迹,耳前切迹处无软骨,于此处做切口可直达骨皮质而不伤及软骨

鼻镜、手术刀

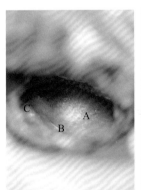

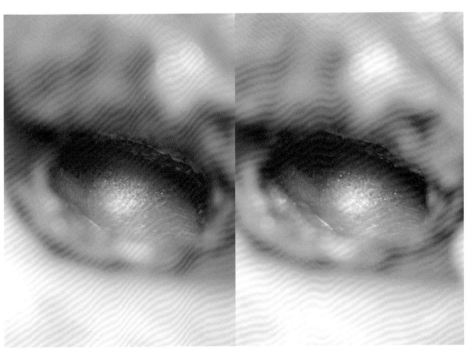

A. 鼓膜紧张部
B. 鼓膜脐
C. 鼓膜松弛部

观察鼓膜形态(右)

以牵开器前后撑开、扩大外耳道入口,进一步观察外耳道及鼓膜形态:鼓膜位于外耳道内侧末端,属于鼓室外侧壁的膜部,分松弛部与紧张部两部分。鼓膜表面的解剖标志包括:鼓膜脐、光锥、锤突、锤纹、锤骨前襞与锤骨后襞

牵开器、中耳剥离子

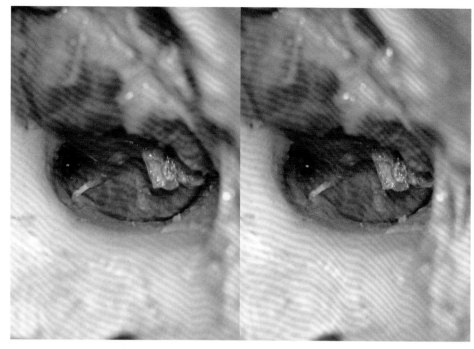

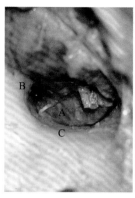

A. 外耳道皮瓣
B. 外耳道上壁
C. 外耳道后壁

分离外耳道皮瓣（右）

以中耳剥离子分离外耳道皮瓣，直至鼓膜纤维鼓环处。注意：外耳道骨部皮肤无皮下组织，菲薄而易损。分离要点：①紧贴骨面分离；②保持术野清晰；③避免吸引器直接吸引皮瓣；④分离时需保持"齐头并进"而非"单刀直入"，以免皮瓣撕裂

中耳剥离子、吸引器

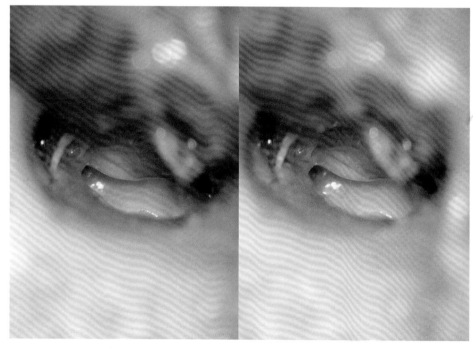

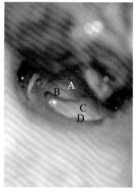

A. 鼓膜
B. 锤骨柄
C. 鼓岬
D. 蜗窗龛前缘

显露中鼓室（右）

将外耳道皮瓣分离至鼓膜纤维鼓环处。在紧张部，以中耳剥离子宽扁的末端挤入鼓沟，从鼓沟中分离出鼓膜纤维鼓环。鼓膜松弛部附着于鼓切迹，以中耳剥离子紧贴外耳道上方骨面，探入上鼓室，掀起鼓膜松弛部，最后连同外耳道皮瓣一同向前方翻起，显露中鼓室

中耳剥离子、吸引器

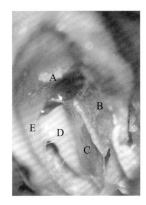

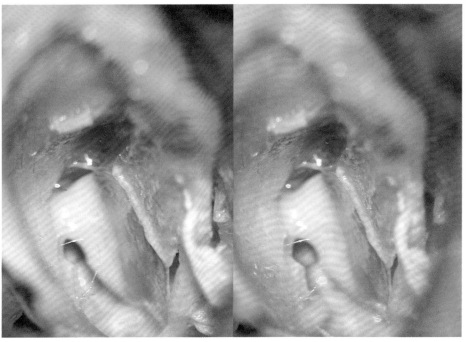

A. 外耳道前上棘
B. 外耳道皮瓣
C. 鼓膜
D. 锤骨
E. 上鼓室外侧壁

外耳道前上棘(标本2,右)

在分离外耳道皮瓣时,于前上壁可遇到一突起的骨棘,即外耳道前上棘,外耳道前上棘影响术区显露时,可将其凿除:先用15号手术刀锐性分离骨棘周围软组织,待皮瓣越过外耳道前上棘后再继续以中耳剥离子紧贴骨面钝性分离,并以骨凿凿除外耳道前上棘

中耳剥离子、手术刀、骨凿、骨锤

（李佳楠）

第二节 中耳解剖
Aantomy of Middle Ear

中耳(middle ear)介于外耳与内耳之间,其主要功能是将外界声音传递入内耳。狭义的中耳指鼓室及其内容物。

鼓室(tympanic cavity)为颞骨内最大的不规则含气腔,由颞骨岩部、鳞部、鼓部及鼓膜围绕形成。鼓室外侧借鼓膜与外耳道相隔,内侧借鼓岬、前庭窗、蜗窗与内耳相邻,向前借咽鼓管与鼻咽部相通,向后以鼓窦入口与鼓窦及乳突气房相通。以鼓膜紧张部的上、下缘为界,可将鼓室分为3部:①上鼓室(epitympanum),或称鼓室上隐窝(epitympanic recess),为位于鼓膜紧张部上缘平面以上的鼓室腔;②中鼓室(mesotympanum),位于鼓膜紧张部上、下缘平面之间,即鼓膜与鼓室内壁之间的鼓室腔;③下鼓室(hypotympanum),位于鼓膜紧张部下缘平面以下,下达鼓室底。鼓室的上下径约15mm,前后径约13mm;内外径在上鼓室约6mm,下鼓室约4mm,中鼓室内外于脐与鼓岬之间的距离为最短,仅约2mm。鼓室内有听小骨、肌肉及韧带等。鼓室腔内均为黏膜所覆盖,覆于鼓膜、鼓岬后部、听小骨、上鼓室、鼓窦及乳突气房者为无纤毛扁平上皮或立方上皮,余为纤毛柱状上皮。

鼓室外侧壁又称鼓膜壁(membranous wall),由膜部及骨部构成。膜部较大,即鼓膜;骨部较小,即鼓膜以上的上鼓室外侧壁。上鼓室的骨性外侧壁又名鼓室盾板(suctum),是由颞骨鳞部形成的骨板,将骨性外耳道内端上部与上鼓室隔开。

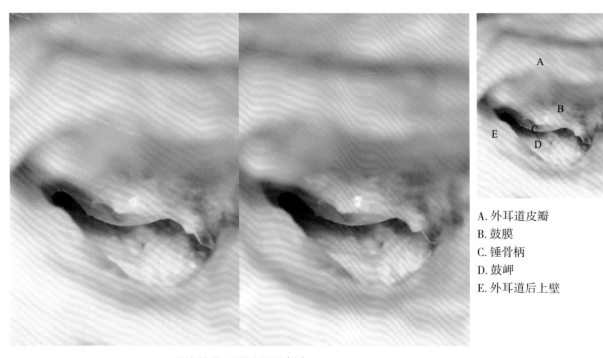

A. 外耳道皮瓣
B. 鼓膜
C. 锤骨柄
D. 鼓岬
E. 外耳道后上壁

分离鼓膜,显露中鼓室(右)

分离外耳道后壁皮瓣并将其向前翻转,掀起鼓沟内的纤维鼓环,向前分离鼓膜,显露中鼓室。可见鼓膜内侧面的锤骨柄、中鼓室及鼓室内侧壁中部隆起的鼓岬

中耳剥离子

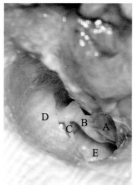

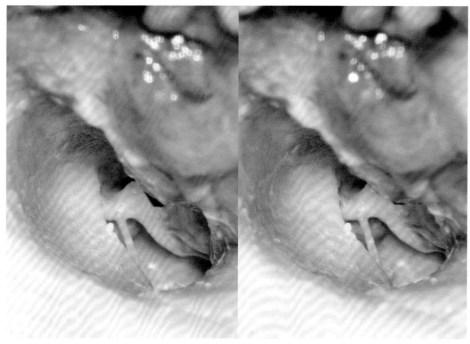

A. 鼓膜
B. 锤骨柄
C. 鼓索神经
D. 上鼓室外侧壁
E. 鼓岬

显露上鼓室入口(右)

进一步向前分离鼓膜松弛部,显露锤骨颈、锤骨外侧突、鼓索神经,确定上鼓室外侧壁(鼓室盾板)及上鼓室位置,探查鼓索神经

中耳剥离子、钩针

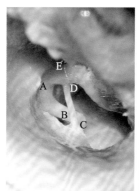

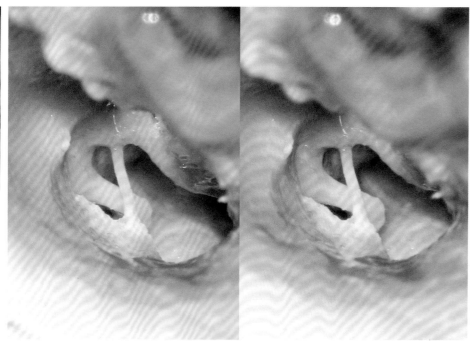

A. 锤砧关节
B. 砧骨长脚
C. 砧镫关节
D. 匙突
E. 鼓膜上隐窝

凿除上鼓室外侧壁,显露锤砧关节(右)

凿除部分上鼓室外侧壁,显露上鼓室下部,可见完整的锤骨柄、锤骨外侧突、锤骨颈及鼓膜上隐窝(位于锤骨颈、锤骨外侧突、鼓膜松弛部及锤骨外侧韧带之间的空间,为胆脂瘤好发处)。凿除外耳道后上壁有两种方法:①用电钻磨除,优点是可以逐步去除骨质,缺点是容易损伤外耳道皮瓣;②用骨凿凿除,优点是对外耳道皮瓣损伤概率较小,但应注意控制力度,以免骨凿滑脱伤及深面的结构

锤、骨凿、麦粒钳、钩针

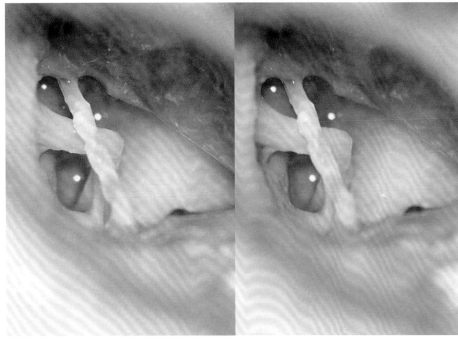

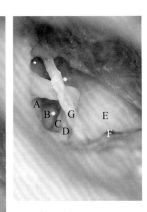

A. 面神经管凸

B. 镫骨底板

C. 后脚

D. 镫骨肌腱

E. 鼓岬

F. 蜗窗龛

G. 鼓索神经

显露良好的中鼓室及上鼓室下部(右)

观察显露良好的中鼓室及上鼓室下部,可见鼓室深部的匙突、面神经管凸等结构。该显露范围可基本满足听骨链探查和镫骨手术的需求

骨锤、骨凿、麦粒钳、直角钩针

(李佳楠)

第三节　听力重建：自体听小骨植入术
Hearing Reconstruction: Using Modified Incus

　　鼓室成形术指鼓室听小骨传导系统的外科重建术，包括听骨链重建和鼓膜成形，是耳显微外科的常规手术之一。听骨链重建对于恢复中耳传声功能是非常必要的，Fisch 等根据预后情况将听小骨缺损分为 3 类：Ⅰ型（残留锤骨及镫骨），镫骨、锤骨柄及鼓膜前部完整且活动良好，听骨链重建后平均气骨导差预期可恢复至 10dB 以内；Ⅱ型（残留锤骨及镫骨底板），镫骨底板活动、镫骨上结构消失，或镫骨完整但底板固定，锤骨柄及鼓膜情况同Ⅰ型；Ⅲ型（仅存镫骨），仅存镫骨，镫骨完整且活动为Ⅲ$_1$型，仅存镫骨底板且底板活动者为Ⅲ$_2$型，镫骨完整但底板固定者为Ⅲ$_3$型。

　　1952 年 Wüllstein 和 Zollner 首次在中耳手术中将聚乙烯丙烯酸共聚物小柱作为支撑物放置于活动的镫骨足板和鼓膜移植物之间以重建听力，开创了使用听骨链赝复物重建中耳传音结构的先河。1957 年，Hall 等首次尝试在耳硬化症手术中应用自体砧骨进行听力重建，从而将自体听小骨引入听骨链赝复物的行列。随后人们在临床实践中发现，自体听骨链赝复物（塑形后的自体砧骨）具有生物相容性好、稳定性好、传音效果佳、操作简单、经济等优点，因而被认为是一种安全、有效的人工听小骨移植材料。

　　通常砧骨具有足够的长度连接镫骨头与鼓膜，并可依据手术需求被塑形为不同的长度和形状。目前，自体砧骨搭桥主要用于以下情况：①中耳炎症致听骨链局限病变：以锤骨和镫骨完整、砧骨部分缺损最为常见，砧骨搭桥是首选术式，在干耳且无胆脂瘤侵犯时可使用自体砧骨；②外伤致听骨链连接异常：以砧镫关节脱位及砧骨长脚骨折最常见，可将砧骨塑形后重建听骨链；③先天性听骨链畸形致砧骨畸形或砧骨与锤骨、镫骨连接异常；④涉及听骨链或面神经水平段周围病变、砧骨遮挡手术视野时，应暂时取出砧骨，彻底清除病灶后，再将其搭桥重建。

　　临床实践证明自体听小骨重建听骨链具有良好的效果，但亦发现其局限性，文献报道主要集中于以下几个方面：①骨质吸收，感染可导致自体听小骨不同程度的溶解、吸收，故干耳情况下才建议考虑此方法；钻头在塑形砧骨的过程中产生热损伤，可导致骨坏死，增加骨吸收的风险，术中应采用低速钻、生理盐水持续冲洗等方法降低热损伤；②隐匿微小病灶，胆脂瘤患者的听小骨存在合并骨炎或残留鳞状上皮的风险，此类患者不宜使用自体听小骨重建，以免胆脂瘤复发；③自体听小骨与周围骨性结构粘连、融合，一旦发生，即需二次手术松解或更换人工听小骨，因此术中需正确摆放自体听小骨位置，避免接触周围骨性结构，并在其周围填入适量明胶海绵，防止粘连固定；④听小骨移位，与镫骨的连接不稳导致移位，可将与镫骨连接的凹槽磨深些，避免听小骨移位。

　　综上，自体听小骨重建听骨链可以使患者的听力得到理想的恢复，但其前提是严格把握手术的适应证与禁忌证：对于复发可能性很小、中耳无炎性病灶、咽鼓管功能良好、镫骨完整、砧骨受损或连接异常的病例，若自体砧骨质量较好，可以选择用自体砧骨重建听骨链。

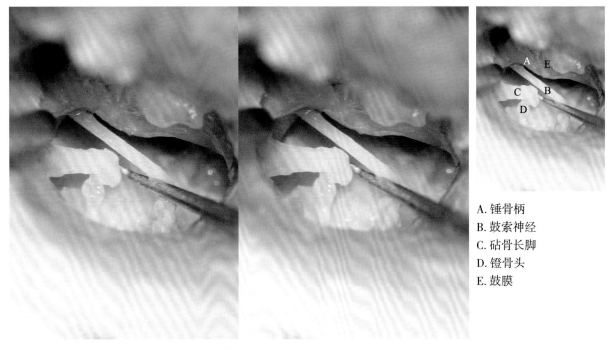

A. 锤骨柄
B. 鼓索神经
C. 砧骨长脚
D. 镫骨头
E. 鼓膜

分离砧镫关节(右)

掀开外耳道鼓膜瓣,显露中鼓室;探查鼓索神经位置并将其向前下方推离听骨链。凿除外耳道后上部骨壁(右侧:9点~12点,左侧:12点~3点),充分显露砧镫关节。以直角钩针小心分离砧镫关节并使其脱位,注意保护鼓索神经

剥离子、圆形骨凿、直角钩针

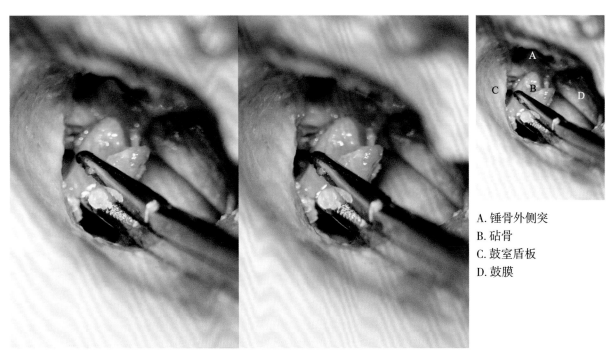

A. 锤骨外侧突
B. 砧骨
C. 鼓室盾板
D. 鼓膜

旋转取出砧骨(右)

用麦粒钳钳夹已脱位的砧骨长脚,将其向前、外方旋转,分离锤砧关节及砧骨上、后韧带,取出砧骨。因鼓室腔狭小,且位于鼓室内壁的面神经水平段的骨壁较薄(部分病例面神经甚至直接裸露于鼓室),因此取出砧骨时需小心操作,避免损伤面神经

麦粒钳

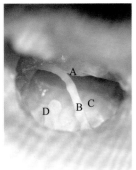

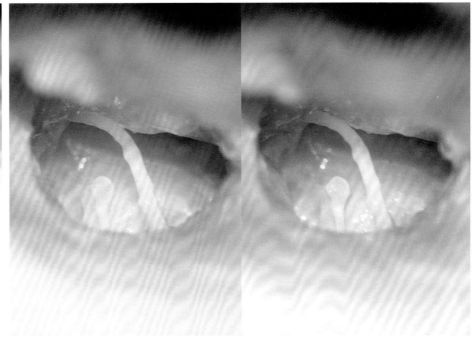

A. 锤骨柄
B. 鼓索神经
C. 鼓岬
D. 镫骨

测量锤镫距离及角度(右)

取出砧骨后的术腔。用微型测量尺测量镫骨头与锤骨柄之间的垂直距离,以确定重建听骨链所需自体听小骨的形状和大小。注意:使用砧骨搭桥,其前提是镫骨头长轴与锤骨柄的夹角 <45°;锤骨柄过度前倾或过度内移,均会降低声音的传递效率,影响听骨链重建效果

微型测量尺

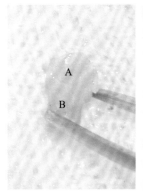

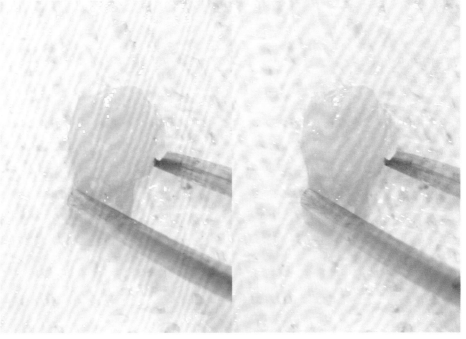

A. 塑形后关节窝(连接镫骨头)
B. 砧骨体

塑形的自体砧骨

以有齿眼科镊固定砧骨,以小号磨光钻低速磨除砧骨长脚,使砧骨成一圆柱体,而后在圆柱体一端磨制一"关节窝"以容纳镫骨头,在另一端雕刻沟槽以连接锤骨柄。术中注意磨削时应使用低速钻,并以冷生理盐水持续冲洗,防止热损伤

眼科镊、磨光钻

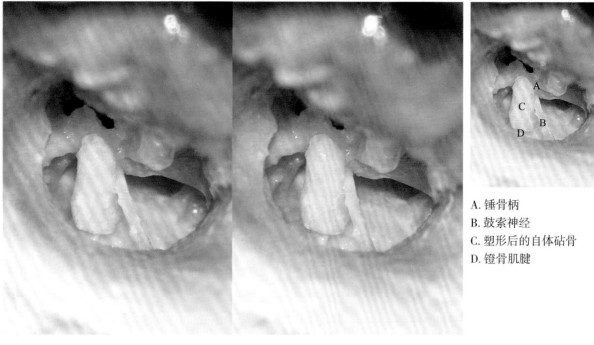

A. 锤骨柄
B. 鼓索神经
C. 塑形后的自体砧骨
D. 镫骨肌腱

置入塑形的砧骨,重建听骨链(右)

用吸引器及直角钩针将砧骨的"关节窝"套于镫骨头上,将砧骨凹槽卡于锤骨柄上 1/3 处,鼓索神经可以用以协助固定自体听小骨;轻轻触动锤骨柄,检查重建的听骨链的活动度;自体听小骨与锤骨、镫骨连接处可滴入适量组织黏着剂加固。注意避免骚扰镫骨以保护内耳

吸引器、直角钩针

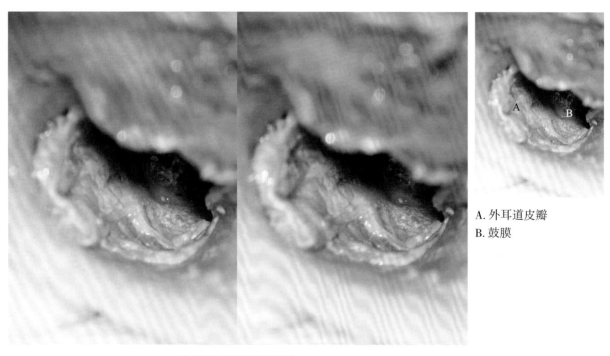

A. 外耳道皮瓣
B. 鼓膜

复位外耳道鼓膜瓣(右)

复位外耳道鼓膜瓣,反复观察,见重建的听骨链无移位、活动好,鼓膜位置合适

(邵 姗)

第四节　听力重建：切除砧骨的部分听骨链赝复物植入术
Hearing Reconstruction: PORP Implantation with Incus Removed

耳外科初期，人们开展乳突凿开术的主要目的是避免中耳感染性疾病导致的致命性并发症，后期随着人们对中耳病变机制及中耳传声机制的深入了解，人们才开始在清除中耳病变的同时开展听力重建。历史上用于听力重建的材料包括自体材料（自体听小骨、自体骨皮质、自体软骨）、同种异体材料（异体听小骨、异体软骨）和人工材料（高分子聚合物材料、羟基磷灰石、金属钛）。自体材料的组织相容性最好，但存在残留病灶的可能，同种异体材料曾出现传播艾滋病、克罗伊茨费尔特 - 雅各布病、乙型病毒性肝炎等传染性疾病的报道，因而此两种听力重建材料的应用范围已逐渐缩小。人工材料中的金属钛的生物相容性、强度及可塑性均较高，部分甚至带有记忆效应，不但避免了自体材料与同种异体材料的固有缺点，而且通过改进手术技术和产品设计等手段也有效避免了人工听小骨移位和脱出率高等缺点；此外，金属钛的磁共振相容性也很好，在 3.0T 的高强度磁场环境中，钛制人工听小骨不会发生明显偏移和升温，因而是一种很有前途的中耳植入材料。

钛制人工听小骨按其形态和用途不同可分为部分听骨链赝复物（partial ossicular replacement prosthesis，PORP）、全听骨链赝复物（total ossicular replacement prosthesis，TORP）和人工镫骨（Piston）三种，其中 PORP 用于镫骨完好的部分听小骨缺失者，TORP 用于全听小骨缺失而镫骨底板完好的患者，Piston 用于镫骨底板固定的患者。不同厂家不同型号的钛制人工听小骨（PORP 和 TORP）形态各不相同，但基本均包括一个盘面（鼓膜端）、一个镫骨端和一个连接二者的连接杆。按人工听小骨连接杆的长度是否可调又可将人工听小骨分为高度可调式人工听小骨和高度固定的人工听小骨。

目前临床上应用于人工听小骨的较为优秀的设计包括：①盘面镂空，可以扩大视野，便于术者看清盘面下方的情况；②连接杆可调，便于制作高度最佳的人工听小骨；③镫骨端接触镫骨头的内侧面经磨砂化处理，可以加固人工听小骨与镫骨头的连接；④镫骨端预留缺口，可以减少对镫骨肌肌腱的干扰，便于安装人工听小骨。

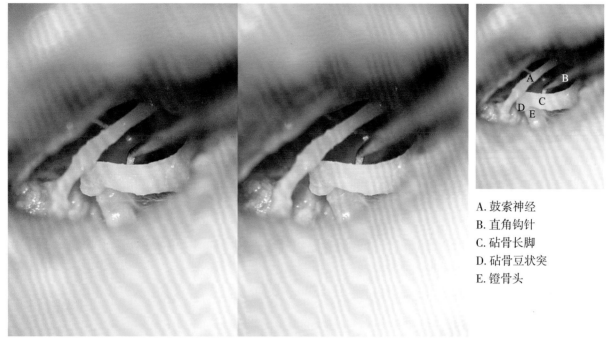

A. 鼓索神经
B. 直角钩针
C. 砧骨长脚
D. 砧骨豆状突
E. 镫骨头

分离砧镫关节(左)

向前分离外耳道鼓膜瓣,探查鼓室及鼓索神经,凿除鼓室盾板显露部分上鼓室,探查听骨链活动状况,以直角钩针于砧骨豆状突与镫骨头之间轻轻分离砧镫关节

中耳剥离子、直角钩针

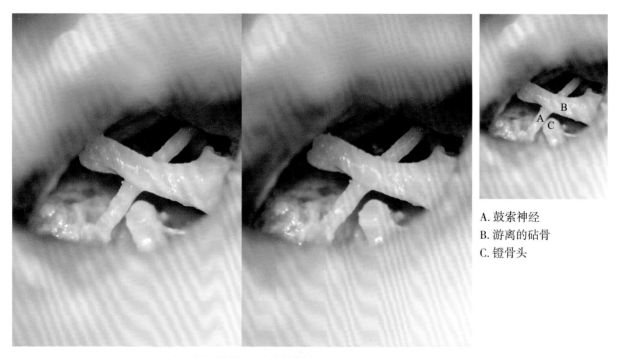

A. 鼓索神经
B. 游离的砧骨
C. 镫骨头

分离锤砧关节,切除砧骨(左)

砧骨形状不规则且各部分分别处在不同位置,加之鼓室腔狭小,因而取出砧骨较为困难。可先用直角钩针分离砧镫关节,而后向前、后推移砧骨长脚以使上鼓室内的锤砧关节脱位,继而以麦粒钳钳夹砧骨长脚,取出砧骨。取出过程中切忌使用蛮力,注意保护鼓索神经及面神经

直角钩针、麦粒钳

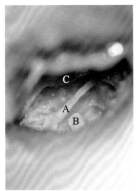

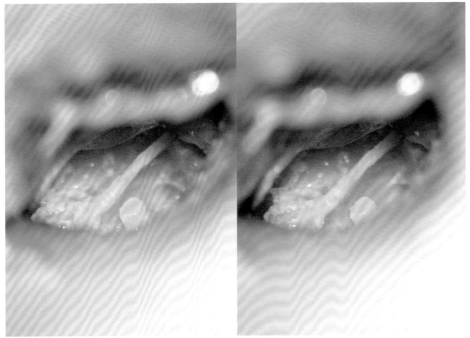

A. 鼓索神经
B. 镫骨头
C. 锤骨柄

切除砧骨后的术腔（左）

切除砧骨，可见镫骨、锤骨柄及鼓膜前部完整，以直角钩针探查镫骨活动良好，符合 Fisch 分类的 I 型听小骨缺损，可行 PORP 植入以重建听骨链

9 号吸引器头、直针

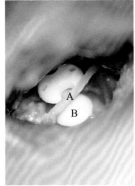

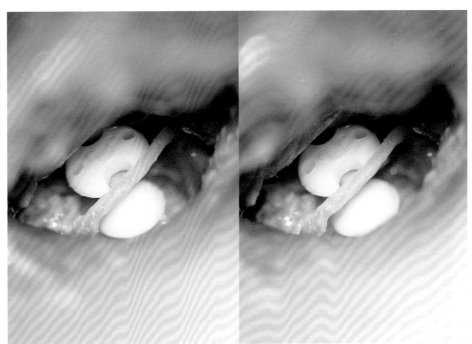

A. 鼓索神经
B. PORP 模型（Kurz）

测量镫骨头至锤骨柄的长度（左）

植入 PORP 前需仔细测量镫骨头至鼓膜的距离，长度合适的 PORP 对于患者的预后非常重要，PORP 过短容易造成听骨链再次中断，过长则有穿透鼓膜之虞。术中用于植入的人工听小骨长度可较测量值略长，以免术后因鼓膜愈合、向外收缩而引起听骨链再次中断。不同厂家所用测量工具不同，上图示德国 Kurz 公司测距用的一次性 PORP 模型

吸引器头、直角钩针

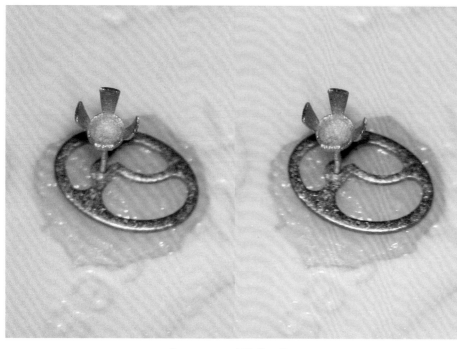
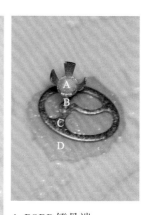

A. PORP 镫骨端
B. PORP 连接杆
C. PORP 盘面
D. 软骨垫片

装配 PORP,制作软骨垫片

以测量的镫骨头至鼓膜的距离为依据,选用合适的高度不可调 PORP,或将高度可调式 PORP 修剪至合适高度,并依据
PORP 盘面大小制作相应的软骨垫片。上图示 Kurz 可调节式全钛听小骨:PORP 镫骨端呈爪状,内侧经磨砂化处理,盘面
扁平而镂空。连接杆长度可调

PORP 装配套件

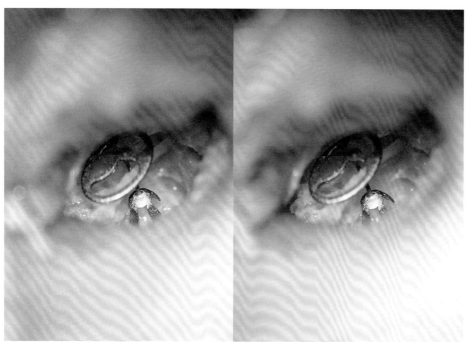
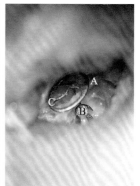

A. 鼓索神经
B. PORP 镫骨端
C. PORP 盘面

植入人工听小骨(左,Kurz)

将裁剪合适的人工听小骨架设于镫骨头和鼓膜之间。透过 PORP 盘面镂空孔可以方便地观察鼓室深部的情况。另外,
在耳显微外科手术中,吸引器头是一个重要的手术器械,可完成清理、固定、分离等重要任务,应细心体会

直角钩针、9 号吸引器头

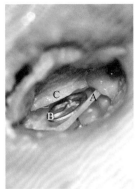

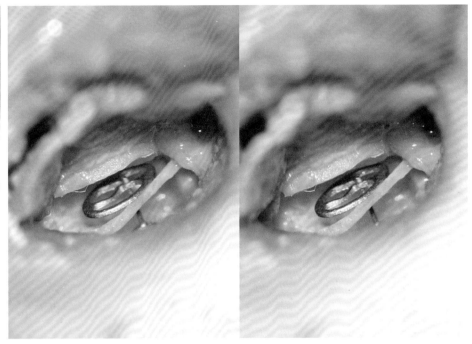

A. 鼓索神经
B. PORP 盘面
C. 软骨片

在人工听小骨外侧面与鼓膜之间嵌入软骨片（左）

与所有的金属人工听骨链赝复物一样，钛制 PORP 盘面与鼓膜之间也必须放置软骨片，否则有可能引起鼓膜穿孔、人工听骨链赝复物脱出

麦粒钳、直角钩针、9 号吸引器头

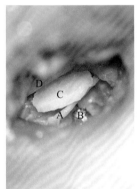

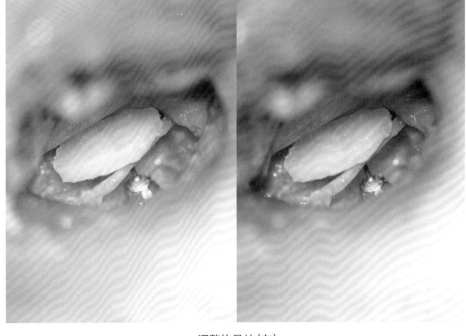

A. 鼓索神经
B. PORP 镫骨端
C. 软骨片
D. 鼓膜

调整软骨片（左）

将已修剪好的薄软骨片置入鼓室，并调整其至位置合适：PORP 盘面全部为软骨垫片所覆盖，且软骨垫片可与鼓膜有效振动区良好接触。必要时，鼓索神经可置于软骨垫片外侧以弹压、固定软骨垫片

直角钩针、9 号吸引器头

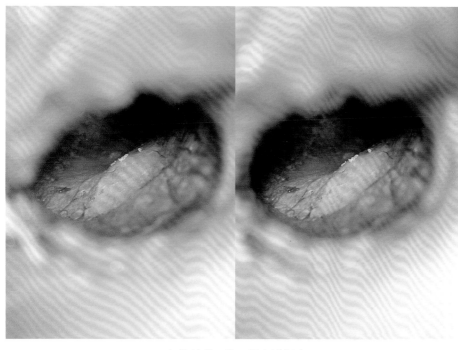

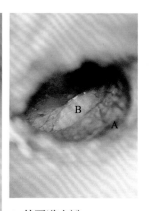

A. 外耳道皮瓣
B. 覆盖于软骨片上的鼓膜

复位鼓膜及外耳道皮瓣（左）

复位鼓膜及外耳道皮瓣，观察植入的 PORP 长度是否合适、软骨垫片的位置是否正确、鼓膜有无残留穿孔等。如有异常，需及时予以修正

中耳剥离子、鼓膜铺平器

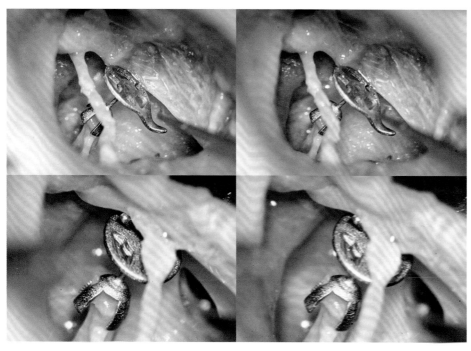

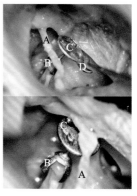

A. 鼓索神经
B. PORP 镫骨端
C. PORP 盘面
D. PORP 锤骨凹口

PORP（右，Kurz）

MNP 型锤骨凹口型假体（Kurz）特点是为盘面设计一个尾样凹口，该凹口可与锤骨柄良好衔接，不仅能加固重建的听骨链，而且减轻了 PORP 对鼓膜的压迫，从而减少了 PORP 脱出的概率；此外，在 PORP 镫骨端预置的缺口，可以恰好嵌入镫骨肌腱，以免因镫骨肌腱阻挡而在 PORP 镫骨端与镫骨头之间产生空隙

直角钩针、9 号吸引器头

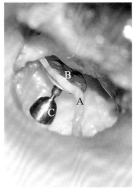
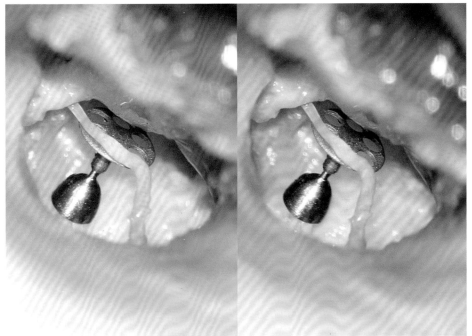

A. 鼓索神经
B. PORP 盘面
C. PORP 镫骨端

PORP（右，Spiggle & Theis）

不同公司的 PORP 产品形状各异，术中可依具体情况灵活选择。上图为全钛 PORP（Spiggle & Theis），盘面上有多个镂空孔，有利于观察鼓室深面状况，钟形镫骨端内侧面经磨砂化处理，有利于与镫骨头建立稳定的连接

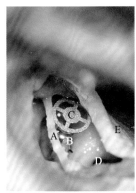
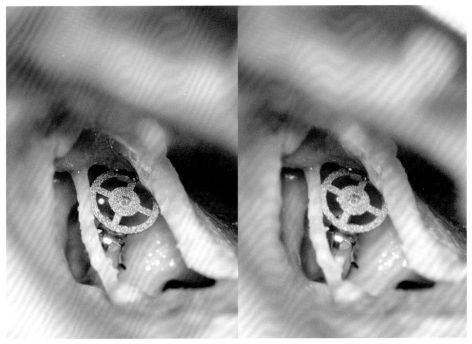

A. 鼓索神经
B. PORP 镫骨端
C. PORP 盘面
D. 蜗窗龛
E. 鼓膜

PORP（右，Medtronic）

Medtronic 固定长度 PORP，盘面镂空，镫骨端呈爪状

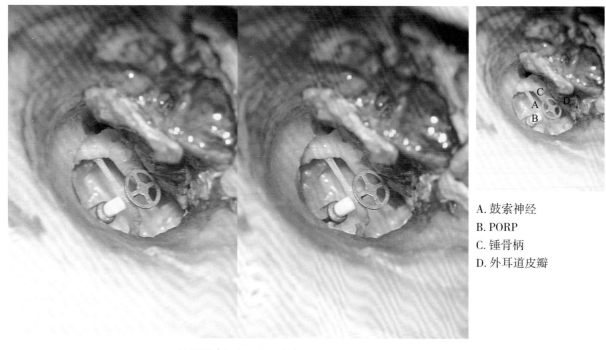

A. 鼓索神经
B. PORP
C. 锤骨柄
D. 外耳道皮瓣

PORP（右，Medtronic）

Medtronic 长度可调节式 PORP，盘面镂空，镫骨端呈爪状

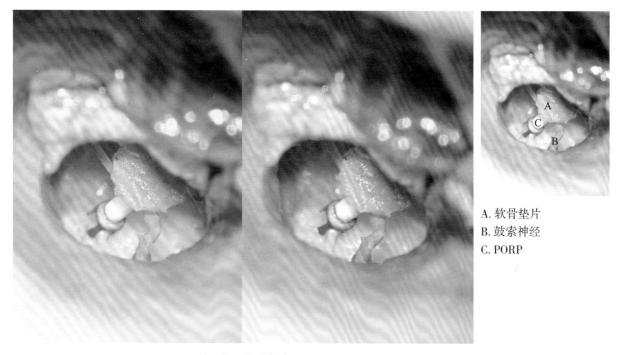

A. 软骨垫片
B. 鼓索神经
C. PORP

放置软骨垫片（右）

所有的金属 PORP 都必须通过软骨垫片间接接触鼓膜，以免鼓膜直接受压而致穿孔、PORP 脱出

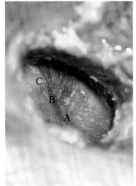

A. 鼓膜脐
B. 锤纹
C. 锤突

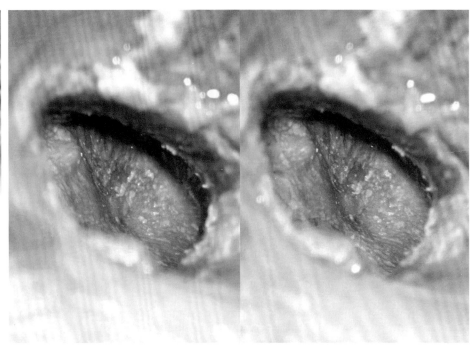

复位鼓膜及外耳道皮瓣(右)

复位鼓膜及外耳道皮瓣,反复检查重建的听骨链及鼓膜情况,确保听骨链稳定、软骨垫片无移位、鼓膜完整无穿孔

鼓膜铺平器

（于　飞）

第五节 听力重建：不切除砧骨的部分听骨链赝复物植入术
Hearing Reconstruction: PORP Implantation without Incus Removed

　　听小骨缺损的类型较多，除砧骨外听骨链其他部分均正常者，相当于 Fisch 听小骨缺损分类的 I 型。Fisch I 型听小骨缺损，去除砧骨并植入连接锤骨 - 镫骨的 PORP 后，气骨导差可恢复至 10dB 以内。若仅砧骨长脚末端受损，无需去除整个砧骨。本节以一种特型 PORP 为例，从解剖的角度阐述此类人工听小骨（连接砧骨残余部分与镫骨）的植入方法，此方法可以保持原有听骨链的杠杆功能。

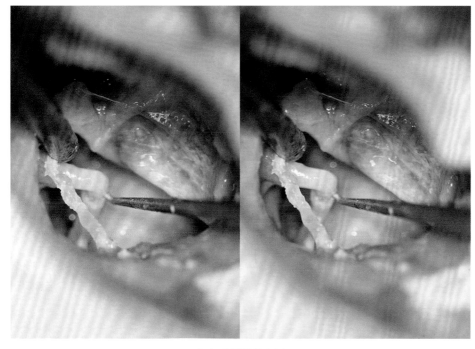

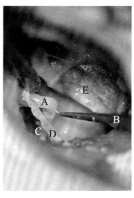

A. 砧骨长脚
B. 直角钩针
C. 镫骨后脚
D. 鼓索神经
E. 掀起的鼓膜

分离砧镫关节（右）

行耳内切口，向前方掀起外耳道鼓膜瓣，探查听骨链及鼓索神经，切除上鼓室外侧壁（鼓室盾板），显露部分上鼓室，以直角钩针分离砧镫关节

中耳剥离子、直角钩针

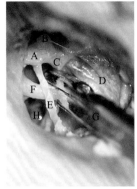

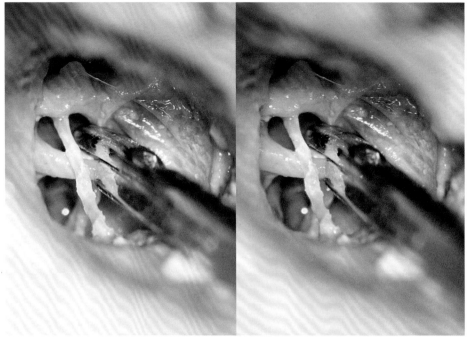

A. 锤骨颈
B. 锤骨外侧突
C. 锤骨柄
D. 鼓膜
E. 鼓索神经
F. 砧骨长脚
G. 锤骨头剪
H. 镫骨底板

切除砧骨豆状突(右)

分离砧镫关节后以锤骨头剪切除砧骨长脚末端及豆状突,模拟先天性砧骨畸形或砧骨长脚末端被侵蚀的情况

锤骨头剪、麦粒钳

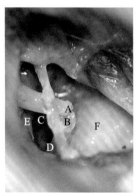

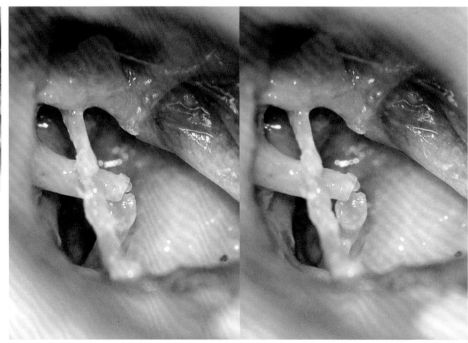

A. 砧骨长脚断端
B. 镫骨头
C. 镫骨前脚
D. 镫骨后脚
E. 面神经管凸
F. 鼓岬

切除砧骨长脚末端及豆状突后的术腔(右)

观察术腔:锤骨、镫骨完整且活动度良好。砧骨活动度良好,长脚末端缺损

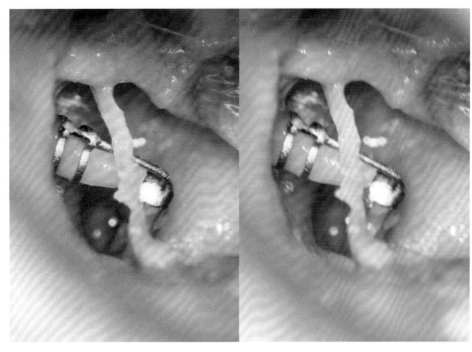

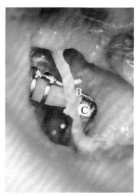

A. PORP 砧骨端
B. 连接杆
C. PORP 镫骨头端

特型 PORP 植入

特型 PORP 砧骨端与镫骨头端分别为 2 对抱爪与 1 个爪形底座,中间通过连接杆连接,可重建砧骨与镫骨的联动关系,基本恢复听骨链的正常功能

9 号吸引器头、直角钩针、麦粒钳

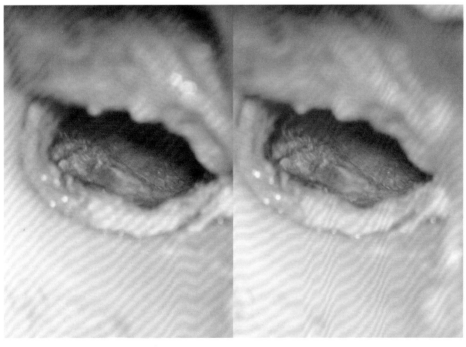

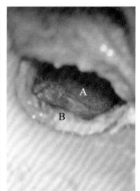

A. 鼓膜
B. 外耳道皮瓣

复位鼓膜及外耳道皮瓣

因 PORP 未与鼓膜直接接触,故仅复位鼓膜及外耳道皮瓣即可,人工听小骨外侧不需放置软骨垫片

中耳剥离子、鼓膜铺平器、12 号吸引器头

(黄莎莎)

第六节　听力重建：全听骨链赝复物植入术
Hearing Reconstruction: TORP Implantation

　　听骨链是维持正常听力所必需的传音结构，任何病变导致的听骨链中断或活动受限都将不可避免的引起听力损失。同部分听骨链赝复物（PORP）一样，全听骨链赝复物（TORP）亦是用于重建听骨链的重要手段之一。

　　TORP 植入的适应证主要有：①病变致镫骨上结构破坏；②先天性镫骨上结构畸形；③镫骨底板活动良好，自体听小骨不能满足听骨链重建要求。

　　TORP 植入后的主要并发症有：①听小骨移位（TORP 过短或鼓膜外移）；②鼓膜穿孔、TORP 脱出（TORP 过长，听小骨与鼓膜之间未垫软骨片或软骨片吸收）；③听小骨固定（鼓室病变组织清理不彻底或病变复发）；④镫骨底板骨折（TORP 过长或植入角度不合适），严重者可导致感音神经性聋。

　　提高 TORP 植入效果的一些技术要点：①植入的 TORP 需尽量保证声波从鼓膜或锤骨柄至镫骨的垂直传导。若锤骨柄与镫骨头位置相近，则 TORP 可与锤骨柄相连，若二者距离较大，则可改用 TORP 连接镫骨底板与其相对应的鼓膜，重建听骨链。②避免人工听骨链赝复物与周围结构形成异常接触，影响听骨链活动。异常接触最常发生的部位为面神经水平段骨管、鼓岬、鼓沟、上鼓室外侧壁与 TORP 之间。

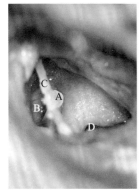

A. 镫骨头
B. 镫骨底板
C. 鼓索神经
D. 蜗窗龛

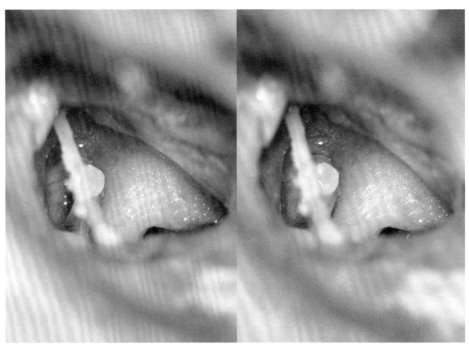

探查听骨链，切除砧骨（右）

行耳内切口，凿除部分鼓室盾板，显露上鼓室下部，探查听骨链，切除砧骨。测量镫骨底板至鼓膜的距离，并依测量值将 TORP 修剪至合适长度，备用

中耳剥离子、锤骨头剪、麦粒钳、直角钩针、骨凿或刮匙、测量器、TORP 修剪套件

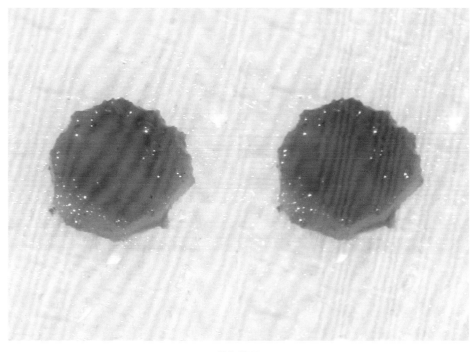

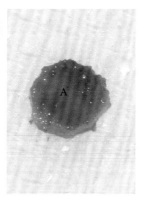

A. 软骨片

准备软骨

自耳甲腔或耳屏切取大小合适的软骨(保留软骨膜),将软骨加工呈薄片状,大小同 TORP 鼓膜端盘面

手术刀

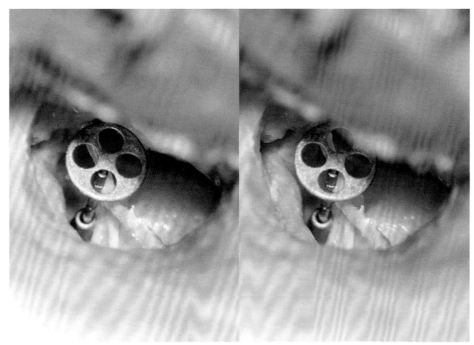

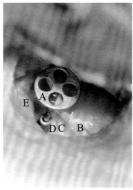

A. TORP
B. 鼓索神经
C. 镫骨肌腱
D. 镫骨后脚
E. 面神经水平段

植入 TORP(右,Spiggle & Theis)

以直角钩针及 9 号吸引器将备好的 TORP 植入鼓室,其中 TORP 镫骨端位于镫骨足板的中心且其底座长轴与镫骨足板长轴保持一致,TORP 鼓膜端与鼓膜脐部相接。注意:①镫骨足弓若存在,有助于限制 TORP 镫骨端的活动范围、稳定重建的听骨链;②必要时,可于 TORP 镫骨端与镫骨底板之间放置一层薄筋膜,保护底板

直角钩针、9 号吸引器

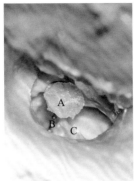

A. 软骨片
B. TORP 连接杆
C. 鼓索神经

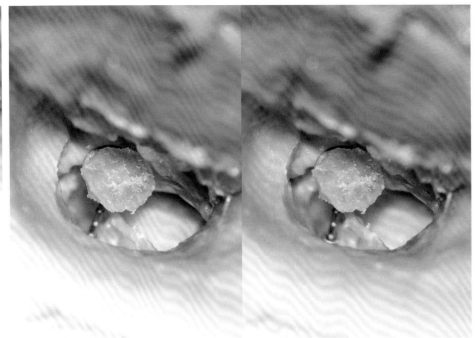

TORP 与鼓膜之间垫入软骨片（右）

植入 TORP 后，将软骨片放于 TORP 盘面与鼓膜之间，可防止 TORP 磨破鼓膜而脱出。放置 TORP 及软骨片时需避免与其他结构产生异常接触

麦粒钳、直角钩针

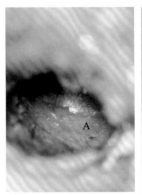

A. 鼓膜（复位后）

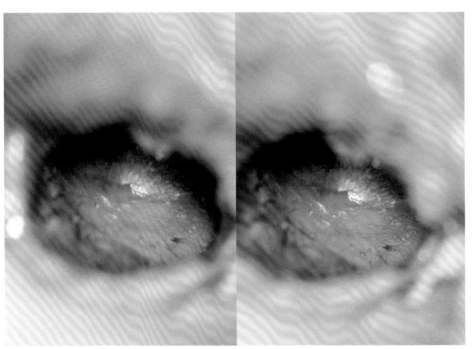

复位外耳道鼓膜瓣（右）

鼓室填塞明胶海绵，可防止术腔粘连和听小骨移位。复位外耳道鼓膜瓣

中耳剥离子、9~12 号吸引器

（高　松）

第七节　听力重建：Piston 植入术
Hearing Reconstruction: Piston Implantation

镫骨足板钻孔活塞术（stapes surgery with piston technique）主要用于治疗因镫骨固定而造成的传导性聋或混合性聋，是改善听力的有效方法之一。此术式由 Shea 于 1956 年首创，现已广泛应用于临床。

适应证：①耳硬化症，气导听力损失 >30dB，气骨导差 >15dB，言语识别率 >60%；双侧耳硬化症患者，两耳骨导相等时，先行治疗气导较差耳，若两耳气导损失相等，则选骨导较好耳先行手术，若两耳气、骨导损失均相等，则选择耳鸣较重、半规管功能低下耳先行手术，若一耳手术成功，另一耳应在 3 个月以后方能手术；②先天性镫骨畸形；③鼓室硬化、粘连性中耳炎等伴有镫骨固定，但蜗窗及咽鼓管功能正常者。

禁忌证：①病情发展迅速，已发展为重度感音神经性聋；②职业要求头位急速转动或高空作业，术后不能变更工作性质；③耳、鼻、咽、喉部存在活动性炎症；④全身情况差，无法耐受手术。

镫骨足板钻孔可选用微型电钻或三棱针，近年来二氧化碳激光镫骨底板开窗技术也已广泛开展，激光打孔的优点在于打孔精准、迅速，特别适用于外科操作可能导致镫骨底板浮动的病例。Piston 安装完毕后，应轻触重建的听骨链，观察听骨链的活动状况，必要时可做适当调整。镫骨底板开孔的孔径应稍大于 Piston 小柱的直径，待植入人工镫骨后，小柱与孔缘的缝隙可用小脂肪粒或一滴血包绕封闭。

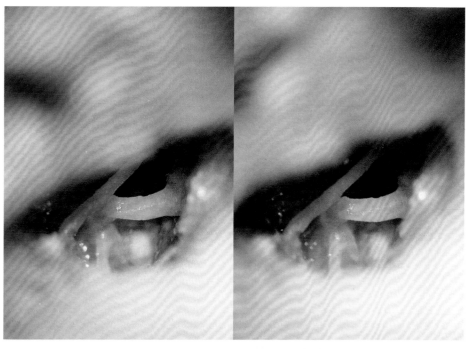
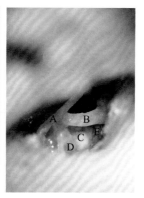

A. 鼓索神经
B. 砧骨长脚
C. 镫骨底板
D. 镫骨后脚
E. 面神经水平段

分离外耳道鼓膜瓣，显露中鼓室（左）

取耳内切口，分离外耳道皮瓣，掀起鼓膜，显露中鼓室；切除部分鼓室盾板，显露上鼓室下部，充分显露砧镫关节、砧骨长脚、镫骨及镫骨肌腱，向上可以观察到面神经水平段骨管，注意有无面神经裸露、遮窗；探查听骨链活动度，尤其要探查镫骨及锤骨是否固定。若鼓索神经影响术野显露或操作，可将其游离、向前下方推开

中耳剥离子、直角钩针

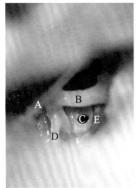

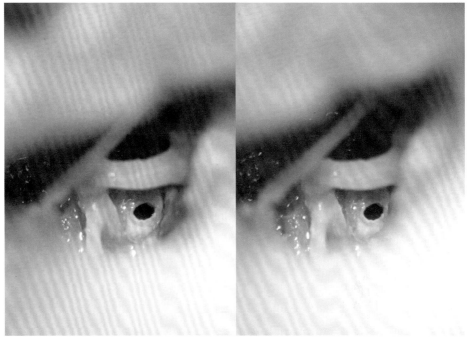

A. 鼓索神经

B. 砧骨长脚

C. 镫骨底板开窗

D. 镫骨肌腱

E. 面神经水平段骨管

镫骨底板开窗（左）

以微型钻、三棱针或激光于镫骨底板正中打孔，开放前庭窗（若镫骨底板浮动，则可用二氧化碳激光打孔或将标本冰冻后再用微型钻或三棱针打孔）。注意轻柔操作，以免脆弱的镫骨底板碎裂。临床上，镫骨底板开窗后应尽可能地避免骚扰内耳：①避免吸引器头直接对准底板开窗处吸引外淋巴液；②避免血液、骨粉、肾上腺素等异物及药物进入前庭；③最大限度减少内耳显露时间

微型钻

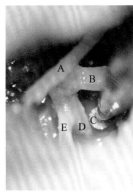

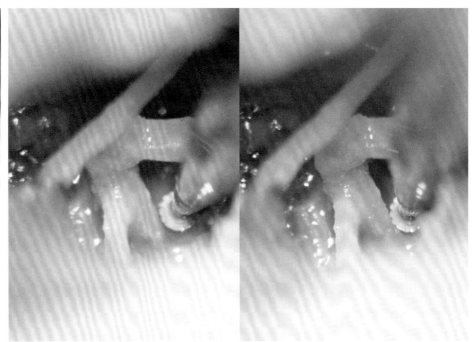

A. 鼓索神经

B. 砧骨长脚

C. 微型锯

D. 镫骨后脚

E. 镫骨肌腱

分离砧镫关节，切除镫骨上结构（左）

镫骨底板开窗完毕，剪断镫骨肌腱，分离砧镫关节，以微型锯锯断前后足弓，切除镫骨足弓及镫骨头，为安装人工镫骨做准备

直角钩针、微型钻、中耳显微剪

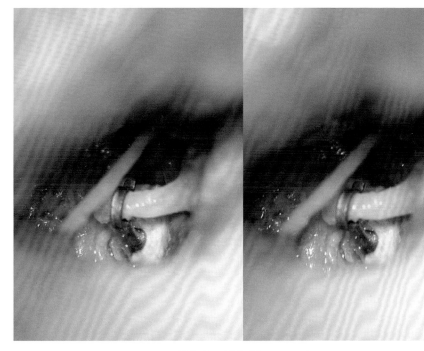
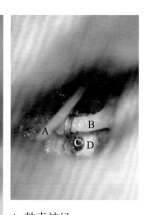

A. 鼓索神经
B. 砧骨长脚
C. 人工镫骨
D. 脂肪

植入人工镫骨（左，Piston）

将人工镫骨的金属挂钩及小柱分别置于砧骨长脚中下 1/3 交界处及镫骨底板开孔处，并取少量脂肪粒封闭人工听小骨与镫骨底板开孔之间的间隙。注意：①人工镫骨长度需合适，过短易脱出，过长则易伤及膜迷路；②人工镫骨放置角度不当将影响声音的传导效率；③挂钩夹闭的力度需适中，过紧则易导致砧骨缺血坏死，过松则人工镫骨易脱落

麦粒钳、直角钩针、人工镫骨安装器

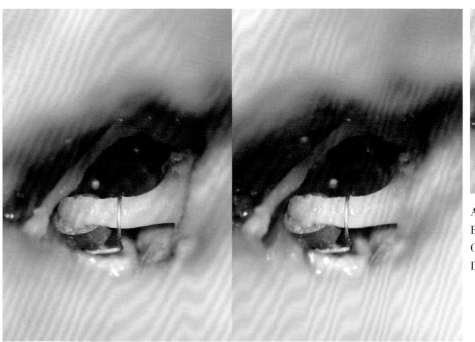
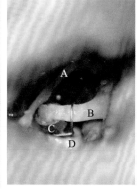

A. 鼓索神经
B. 砧骨长脚
C. 人工镫骨
D. 脂肪块

带固定环的人工镫骨（左，美敦力 Robertson 人工镫骨）

人工镫骨有许多变体，上图即为其中一种。此型人工镫骨可以在保证听骨链传导效率的同时不影响砧骨血供。其放置方法为：将人工镫骨小柱置于底板窗缘（不置入），连接其顶端与砧骨长脚，旋转人工镫骨的固定环并将其套于砧骨长脚上，轻推人工镫骨小柱至进入镫骨底板开孔内

直角钩针、直针

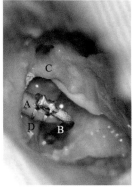

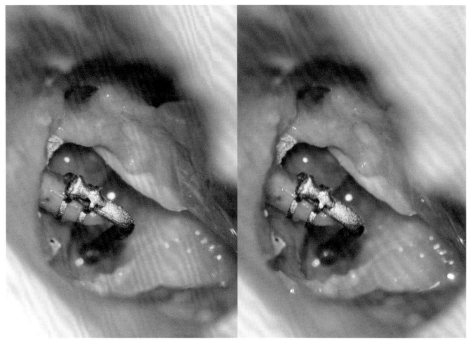

A. 末端缺损的砧骨长脚
B. 人工镫骨
C. 锤骨
D. 面神经水平段

成角的人工镫骨（右）

此型人工镫骨顶端为一与长轴相垂直的爪状结构,适用于砧骨长脚部分缺损(中耳畸形或病变侵蚀)的情况,它可替代砧骨长脚缺损的末端,并保证人工镫骨内端与前庭窗垂直

直角钩针、麦粒钳

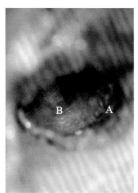

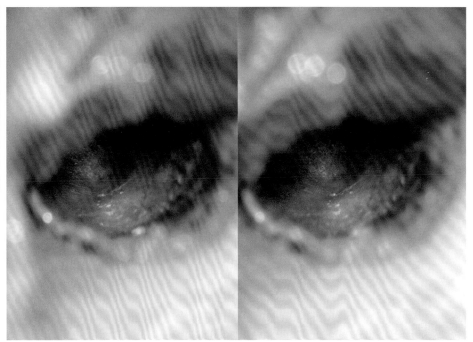

A. 复位的外耳道鼓膜瓣
B. 鼓膜脐部

复位鼓膜及外耳道皮瓣（左）

植入人工镫骨后,将外耳道鼓膜瓣复位,检查鼓膜是否完整。若存在鼓膜撕裂,可用小块脂肪或筋膜衬垫修复。局部麻醉患者还可用256Hz音叉测试术耳气、骨导听力,必要时可重新检查、调整人工镫骨的位置

中耳剥离子

（朱玉华）

第四章

耳后径路
Retroauricular Approach

一、耳后径路涉及的术式

耳后径路是耳显微外科常用的手术径路,也是经迷路径路和经颞下窝径路等手术入路的基础,是颞骨解剖训练的重点,经耳后径路可以开展的手术有:

1. 乳突切除术
2. 内淋巴囊减压术
3. 内淋巴囊癌根治术
4. 脑脊液耳漏封堵术
5. 人工耳蜗植入术
6. 振动声桥植入术
7. 开放式乳突根治术
8. 完壁式乳突根治术
9. 改良乳突根治术
10. 外半规管裂封堵及半规管填塞术
11. 面神经减压术及梳理术
12. 乙状窦源性搏动性耳鸣乙状窦整复术等

二、相关解剖结构

1. 颞线(temporal line) 颧弓后根从颧突上缘经外耳门上方向后延伸而形成的一条略微隆起的弧形骨嵴,颞肌下缘附着于此。

2. 乳突气房(mastoid cells) 乳突内形状和大小不一的含气小房。根据乳突气房发育程度的不同,可将乳突分为气化型、板障型、硬化型和混合型。

3. 外耳道上棘(suprameatal spine) 又称 Henle 棘,位于骨性外耳道口后上缘的一骨性小棘。

4. 道上三角(suprameatal triangle) 又称 Macewen 三角,指由颞线、外耳道后上壁及外耳道后缘的垂直切线所围成的三角形区域。

5. 筛区(cribriform area) 道上三角区内含有许多小孔的骨面,这些小孔为小血管穿行的通道。

6. 顶切迹(parietal notch) 鳞部上缘的后部与乳突上缘相接处的骨性切迹,其内嵌有顶骨后下角。

7. 乳突尖(mastoid tip) 乳突下部的尖端,乳突尖与顶切迹的连线为乙状窦的体表标志线。

8. 颈静脉球(jugular bulb) 乙状窦与颈内静脉之间的球状连接部,位于颈静脉窝内。

9. 茎乳孔(stylomastoid foramen) 茎突根部与乳突尖根部之间的骨性开口,面神经主干由此出颅。

10. 鼓乳缝（tympanomastoid fissure）　鼓部后部与乳突部之间的裂隙，是面神经乳突段（垂直段）的外部标志，成人时此裂多已闭合，仅留浅沟状遗迹。

11. Korner 隔（Korner's septum）　又称岩鳞板，乳突浅层气房与鼓窦之间的薄骨板，系颞骨发育过程中鳞部过度向乳突伸展所致。

12. 乳突天盖（tegmen）　分隔乳突腔与颅中窝的骨板。

13. 乙状窦（sigmoid sinus）　位于乳突内侧乙状沟内的脑膜窦，连接横窦与颈静脉球。

14. 窦脑膜角（sinodura angle）　乳突腔后上部由颅中窝硬脑膜与乙状窦共同围成的区域，窦脑膜角的深面为岩上窦。

15. 二腹肌嵴（digastric ridge）　乳突腔内下方前后走形的骨性隆起，前端与面神经乳突段下端相交于茎乳孔，二腹肌嵴在乳突腔外侧对应的结构为容纳二腹肌的乳突切迹。

16. 岩上窦（superior petrosal sinus）　位于小脑幕在岩骨嵴的附着处，内侧端连接海绵窦后端，外侧端连接横窦和乙状窦的结合处，岩静脉亦汇入岩上窦。

17. 陶特曼三角（Trautman triangle）　由乙状窦、岩上窦、骨迷路围成的三角区，上界为岩部上缘，前界为骨迷路，后下界为乙状窦上缘，三角骨板的深面为小脑的硬脑膜。

18. 鼓窦入口（aditus of tympanic antrum）　鼓室后上壁上的尖朝下方的倒三角形开口，为上鼓室通向鼓窦及乳突气房的通道；鼓窦入口内侧为外半规管，上界为鼓室盖后份，下界为面神经锥曲段。

19. 鼓窦（tympanic antrum）　鼓室后上部的含气腔，为鼓室和乳突气房相互交通的枢纽，体表标志为外耳道上棘和道上三角。

20. 砧骨窝（fossa incudista）　鼓窦入口下壁容纳砧骨短脚的骨性凹陷，砧骨窝的底壁为面神经隐窝的上界。

21. 后鼓室（posterior tympanum）　鼓膜紧张部后缘后方的鼓室。

22. 鼓室窦（sinus tympani）　又名锥隐窝（pyramidal recess），为鼓室后部的一个骨性隐窝，位于锥隆起内下、茎突隆起内侧、岬小桥与岬下脚之间。

23. 面神经隐窝（facial nerve recess）　是位于砧骨窝之下，锥隆起和鼓索隆起之间偏上的骨性凹陷。其外界为鼓索神经，内界为面神经乳突段，上界为砧骨窝。

24. 锥隆起（pyramidal eminence）　位于后鼓室中央，平前庭窗高度的一个较小的骨性锥状隆起，镫骨肌腱由锥隆起尖端穿出后附于镫骨颈后部。

25. 鼓岬（promontory）　鼓室内壁中部较大的骨性隆起，为耳蜗底周凸向鼓室所形成，表面纵向沟槽中有鼓室神经丛。

26. 砧镫关节（incudostapedial articulation）　砧骨豆状突与镫骨头所形成的关节连接，经面神经隐窝径路时可显露此关节。

27. 面神经管凸（prominence of facial canal）　位于前庭窗后上方的长条形隆凸，内含面神经水平段。

28. 外半规管凸（prominence of the semicircular canal）　为面神经管凸后上方外半规管隆起形成的骨性隆起，与面神经水平段距离为 0.5~1.5mm，为寻找面神经的重要标志之一，也是迷路瘘管好发部位。

29. 蜗窗龛（cochlear window niche）　又名圆窗龛（round window niche），位于鼓岬后下方的骨性凹陷，其底部为一通向耳蜗鼓阶起始部的类圆形窗孔，称蜗窗（cochlear window）或圆窗（round window）。

30. 前庭窗龛（vestibular window niche）　又名前庭窗小窝（fossula fenestrae vestibuli）位于鼓岬后上方的凹陷。龛底有一近似椭圆形的骨窗，称为前庭窗（vestibular window）或卵圆窗（oval window）。

31. 骨半规管（osseous semicircular canals）　前庭后上方 3 个相互垂直的 2/3 环形小骨管，按其所在位置可分为外（水平）、前（上）、后半规管，其中外半规管与水平面成 30° 角，两侧前半规管向后的延长线或后半规管向前的延长线相互垂直。

32. 前庭（vestibule） 骨迷路组成部分之一,略呈椭圆形,位于耳蜗与半规管之间,容纳球囊及椭圆囊,有 5 个开口与同侧 3 个半规管相通。

33. 内淋巴囊（endolymphatic sac） 为内淋巴管末端的膨大部分,一半位于前庭小管内称骨内部,一半位于颅后窝两层硬脑膜之间称硬脑膜部,是内耳处理抗原并产生免疫应答的主要部位,其内容纳内淋巴液。

34. 蜗水管（cochlear aqueduct） 连接耳蜗底周鼓阶与蛛网膜下腔的管道,内口位于蜗窗附近,外口位于颈静脉窝内和颈内动脉管内侧的三角凹内,蜗水管内口为界膜封闭,隔离外淋巴与脑脊液。

三、解剖概述

1. 皮肤切口 平行于耳后沟,做自耳廓根部上缘至乳突尖的耳后弧形切口,切口中段距耳廓后沟 1.5cm,上、下端分别距耳廓根部约 0.5cm、1.2cm。

注意事项:①耳后切口末端可略向耳廓附着处延伸 0.3~0.5cm,便于向前分离耳后皮瓣及耳廓;②2 岁以内的小儿乳突发育不完全,茎乳孔处无骨质覆盖,面神经位置表浅,因此耳后切口末端深度要浅、位置需略靠后。

2. 辨别乳突表面骨性标志 识别乳突表面骨性标志有助于正确定位颞骨内部结构,耳后径路需要识别的乳突表面骨性标志包括颞线、外耳道上棘、道上三角、筛区、顶切迹和乳突尖。颞线为颅中窝底的标志,切除乳突时不高于此线则基本不会伤及颅中窝硬脑膜;道上三角为鼓窦的体表标志,其内侧深面为鼓窦,但切勿直接垂直向深部钻磨,以免因标志不清而误伤硬脑膜、听骨链、迷路或面神经等重要结构;乳突尖与顶切迹之间的连线标志着乙状窦的行程,在此线前方磨骨可以有效保护乙状窦。

3. 乳突切除术 解剖和手术的一大精髓是"循证渐进",其中"证"指的是解剖标志,"渐进"强调的是操作的有序性。行乳突切除术的前提是对乳突表面骨性标志的确认,和藉此标志对乳突深部结构空间位置的准确预测。

以颞线为上界,以骨性外耳道后壁为前界,以乳突尖与顶切迹连线的前方为后界,确定乳突切除术的 3 个边界;以粗纹切削钻切除乳突骨皮质,显露乳突气房和乙状窦骨壁;以细纹切削钻和粗砂磨光钻切除乳突气房,开放鼓窦,轮廓化骨迷路及二腹肌嵴;以细砂磨光钻扩大鼓窦入口,显露砧骨窝及砧骨短脚;以砧骨短脚及外半规管为标志削薄外耳道后壁、定位后拱柱;以二腹肌嵴、外耳道后壁定位茎乳孔;以鼓窦和乙状窦为解剖标志定位并开放窦脑膜角,轮廓化乳突天盖、乙状窦、3 个半规管及颅后窝骨板;以外半规管、后半规管为标志定位内淋巴囊;以外半规管、砧骨窝及外耳道后壁为标志开放面神经隐窝,显露后鼓室,完成乳突切除及后鼓室开放。乳突切除的解剖顺序可依术者习惯而有差异,但均需遵循"有序""有据"的解剖原则。

注意事项:①乳突切除术术腔边缘不能存在悬垂骨质,必须形成一个边缘平滑、无视觉阻碍的"碟形术腔"(特例:人工耳蜗植入术特别要求保留术腔边缘悬垂骨质,形成一"瓮"形术腔,"瓮"口骨质用于固定电极导线);②磨除乳突气房时需要互相参考各处不同的解剖标志,使得整个术腔齐头并进,严禁在解剖标志不清的情况下在一处深入钻磨;③抛光乳突腔边界时,不可使用"吃骨"较多的切削钻,只能使用较大的细砂磨光钻"浮"在骨壁表面,层层"扫"除骨质,直至骨面平滑并隐约可见其内部结构;④乳突腔内结构众多,毗邻复杂,显露这些结构时需注意选择大小和类型合适的钻头。

四、解剖目标要求

1. 掌握乳突表面的骨性标志及其与深部结构的对应关系。

2. 掌握鼓窦、乙状窦、面神经垂直段在体表的定位标志。

3. 掌握乳突内各解剖结构的定位方法。

4. 掌握乳突"碟形化"切除技术。

5. 掌握不同型号和大小钻头的特性及适用范围,能按解剖要求选择合适的钻头、钻速和钻头加压力量组合。

6. 掌握面神经、半规管的轮廓化方法。

7. 掌握面神经隐窝的定位及开放方法。

参考文献

［1］黄选兆,汪吉宝.实用耳鼻咽喉科学.北京:人民卫生出版社,1999

［2］姜泗长.耳解剖学与颞骨组织病理学.北京:人民军医出版社,1999

［3］柏树令.系统解剖学.北京:人民卫生出版社,2001

［4］姜泗长,顾瑞,王正敏.耳科学.上海:上海科学技术出版社,2002

［5］杨伟炎,翟所强.头颈解剖及颞骨外科.北京:人民军医出版社,2002

［6］王正敏.王正敏耳显微外科学.上海:上海科技教育出版社,2004

［7］Sanna M,Khrais T,Falcioni M. The Temporal Bone:A Manual for Dissection and Surgical Approaches. New York:Thieme,2005

［8］Gulya AJ. Gulya and Schuknecht's Anatomy of the Temporal Bone with Surgical Implications. New York:Informa Healthcare USA,2007

［9］姜泗长,杨伟炎,顾瑞.耳鼻咽喉-头颈外科手术学.第2版.北京:人民军医出版社,2007

［10］黄选兆,汪吉宝,孔维佳.实用耳鼻咽喉头颈外科学.第2版.北京:人民卫生出版社,2008

［11］Brackmann D,Shelton C,Arriaga MA. Otologic surgery,3rd ed. Philadelphia:Elsevier Medicine,2009

［12］韩东一,戴朴.耳显微外科立体手术图谱.北京:人民卫生出版社,2009

（宋跃帅）

第一节　乳突轮廓化
Mastoid Skeletonization

乳突轮廓化(skeletonization)是一个技术概念,指切除乳突腔内所有无特定功能的结构,使轮廓化后的乳突腔各壁骨板光滑而完整。其目的是彻底清除病灶,为显露更深层次结构提供通道。乳突轮廓化的范围:上至颅中窝底,后上至窦脑膜角,后至乙状窦前缘,下至乳突尖,前达外耳道后壁,术腔深面的解剖标志有鼓窦入口、砧骨短脚、外半规管、面神经锥曲段与面神经垂直段等。

为快速而安全的完成乳突轮廓化,推荐的解剖步骤如下:①行耳后或耳界沟切口,显露骨性外耳道及乳突骨皮质;②定位外耳道上棘及道上三角,鼓窦入口位于道上三角前部的深面;③定位乳突轮廓化的前、上、后及下界;④磨除乳突浅层气房,定位于乳突腔后壁的乙状窦;⑤于道上三角前部向深面探查鼓窦入口并开放鼓窦;⑥以鼓窦及鼓窦入口为解剖标志,向前扩大鼓窦入口,显露砧骨短脚、上鼓室后部及外半规管隆凸;向后以鼓窦盖为解剖标志显露乳突天盖直至窦脑膜角;⑦探查并显露乳突腔下部的二腹肌嵴;⑧自上向下追踪并显露乙状窦全程,磨除乙状窦内侧、颅后窝外侧的乳突气房;⑨削薄外耳道后壁,并以二腹肌嵴前端与外半规管隆凸、砧骨短脚、砧骨窝为解剖标志定位面神经垂直段;⑩最后以磨光钻磨除乳突腔各壁残存的气房,并抛光各骨壁。

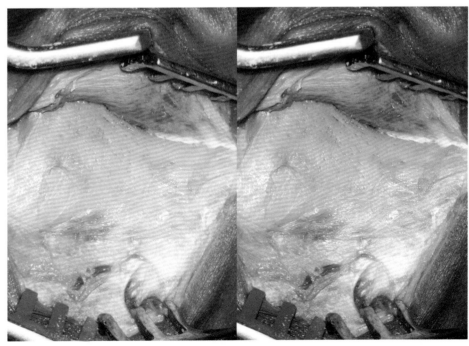 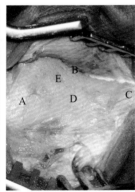

A. 颞线
B. 外耳道上棘
C. 乳突尖
D. 乳突骨皮质
E. 筛区

显露乳突骨皮质(右)

平行于耳后沟,做自耳廓根部上缘至乳突尖的耳后弧形切口。全层切透皮肤及皮下组织,切口中段距耳后沟最宽处1.5cm,切口上、下端分别距耳后沟0.5cm和1.2cm(便于解剖时向前翻起耳后皮瓣及耳廓);以骨膜剥离子沿骨面向前分离皮瓣至骨性外耳道后缘,切断附着于乳突的胸锁乳突肌,以牵开器牵开耳后切口,辨认颞线、外耳道上棘、道上三角和乳突尖等解剖标志

手术刀、骨膜剥离子、牵开器

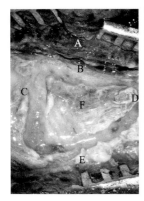

A. 耳后皮瓣
B. 乳突前缘
C. 颞线
D. 乳突尖
E. 乳突后缘
F. 乳突皮质

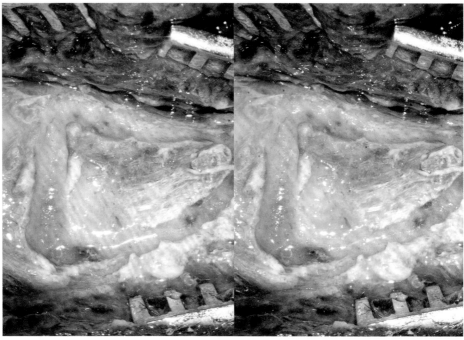

确定乳突轮廓化区域(右)

乳突轮廓化的区域大致呈三角形:前界为骨性外耳道后壁,上界为颞线,后界为乳突尖至顶切迹的连线。以大号切削钻沿颞线及骨性外耳道后壁分别磨出乳突轮廓化区域的上界及前界,以平滑的骨槽连接前界及上界的末端,构成乳突轮廓化区域的后界,确定解剖范围

骨膜剥离子、大号切削钻

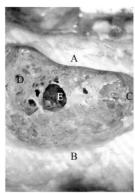

A. 外耳道后壁
B. 乳突后缘
C. 乳突尖
D. 乳突气房
E. 打开的 Korner 隔

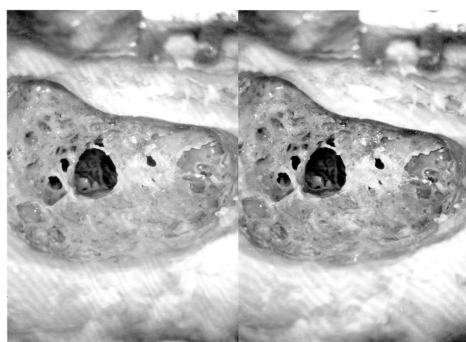

切除乳突气房,开放 Korner 隔(右)

磨除乳突皮质后即可见到大小不一的乳突气房,气房数量及大小因乳突气化程度不同而异。部分标本可见 Korner 隔(岩鳞板)

大、中号切削钻

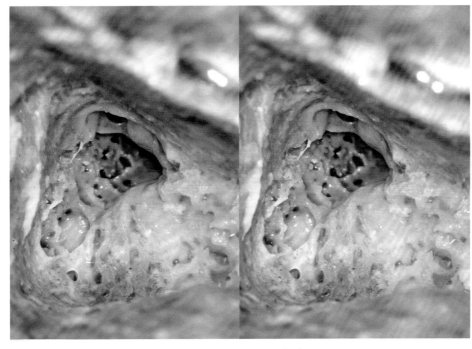
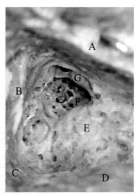

A. 外耳道后壁
B. 乳突天盖
C. 窦脑膜角
D. 乙状窦
E. 外半规管
F. 鼓窦入口
G. 砧骨

切除乳突腔上部气房(右)

切除乳突腔上部气房,削薄外耳道后壁,扩大鼓窦入口。可见:上鼓室后部及砧骨短脚,鼓窦入口下方的砧骨窝及内侧的外半规管隆凸,鼓窦及乳突上方骨板为鼓窦盖与乳突天盖。乙状窦与乳突天盖之间的夹角为窦脑膜角,岩上窦位于窦脑膜角深面,乙状窦、岩上窦及骨迷路围成的三角为陶特曼三角(Trautman triangle),此三角骨板的深面为小脑的硬脑膜
中号磨光钻

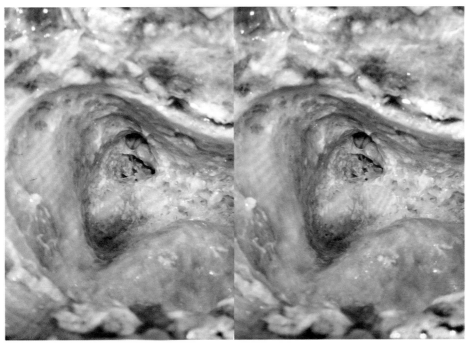
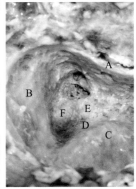

A. 外耳道后壁
B. 乳突天盖
C. 乙状窦
D. 后半规管
E. 外半规管
F. 前半规管

轮廓化乳突腔上部(右)

向前削薄外耳道后壁,轮廓化乳突天盖、窦脑膜角、乙状窦及颅后窝,向内切除骨迷路表面气房直至骨迷路轮廓清晰可见。注意:乳突天盖低垂及乙状窦前移等变异较为常见,因此接近天盖及乙状窦等结构时需仔细辨认、小心操作
中号磨光钻

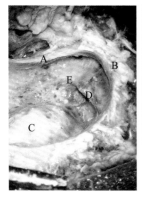

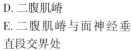

A. 外耳道后壁
B. 乳突尖
C. 乙状窦
D. 二腹肌嵴
E. 二腹肌嵴与面神经垂
直段交界处

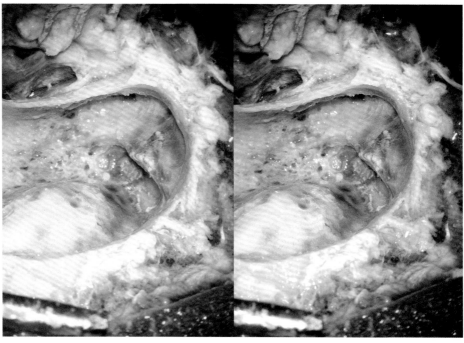

轮廓化乳突腔下部

同法,切除乳突腔下部气房并轮廓化。术腔前壁为削薄的外耳道后壁,其内侧可见面神经垂直段骨管;下壁可见二腹肌嵴,乳突尖骨壁内侧与之对应的凹陷为乳突切迹或二腹肌沟,二腹肌沟向前与外耳道后壁相交处为茎乳孔;后壁为乙状窦,乙状窦纵贯乳突后壁,并在乳突尖内侧通过颈静脉球延续为颈内静脉

大号切削钻、中号磨光钻

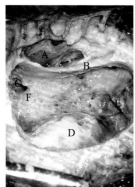

A. 外耳道皮瓣
B. 外耳道后壁
C. 部分开放的上鼓室
D. 乙状窦
E. 二腹肌嵴
F. 外半规管

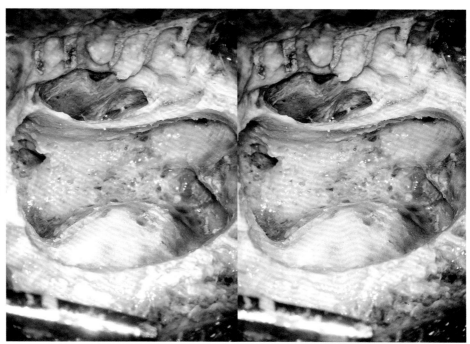

完成乳突轮廓化后的术腔(右)

完成乳突轮廓化后的术腔应光滑平整、无视野障碍,包括削薄的外耳道后壁,轮廓化的鼓窦盖、乳突天盖、窦脑膜角、乙状窦、面神经管垂直段及二腹肌嵴,以及显露的上鼓室、砧骨及骨迷路

(明 伟)

第二节　面神经隐窝解剖
Anatomy of Facial Nerve Recess

　　面神经隐窝（facial nerve recess）与鼓室窦皆位于后鼓室，在平锥隆起高度的后鼓室横断面上，面神经隐窝与鼓室窦分列于锥隆起的外侧与内侧，二者常为胆脂瘤隐匿的部位。临床上，通过后鼓室径路，可以显露后鼓室，在后鼓室显露的基础上继续向上开放砧骨窝，可以显露中、上鼓室交界区，向下扩大面神经隐窝可以较好的显露下鼓室。

　　面神经隐窝形似一尖端朝下的三角形，外界为外耳道后壁深部及鼓索神经（长约 9.3mm），内界为面神经垂直段（长约 8.8mm），上界为砧骨窝（长约 2.9mm）。面神经隐窝横径约 2~3mm。

　　显露面神经隐窝的具体操作为：轮廓化乳突腔，显露鼓窦入口及外半规管；扩大鼓窦入口，显露后拱柱及砧骨短脚；修薄面神经垂直段骨管平面外侧外耳道后壁，注意保持其完整性；至此即可大致定位面神经隐窝的 3 条边界。

　　开放面神经隐窝：根据需要调整磨光钻大小，一般选用 2mm 以下的磨光钻，自砧骨短脚下方面神经隐窝最宽阔处开放面神经隐窝，而后逐步扩大面神经隐窝直至满足后续操作需求。注意：面神经隐窝的开放应以保护面神经为前提；在特殊情况下可以游离、移位甚至切除鼓索神经；对于需要保存听骨链功能的病例必须保留后拱柱，否则砧骨短脚将可能因缺乏骨性支撑而移位。

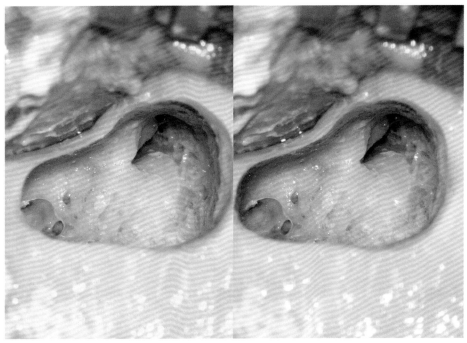

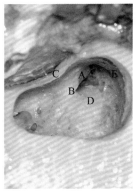

A. 砧骨短脚
B. 后拱柱
C. 外耳道后壁
D. 外半规管凸
E. 鼓窦盖

乳突轮廓化(标本一，左)
做耳后切口，自筛区开始，磨除乳突骨皮质及大部分乳突气房，轮廓化乳突腔。明确鼓窦位置后，向前扩大鼓窦入口，显露砧骨短脚及外半规管凸
大、中号切削钻及磨光钻

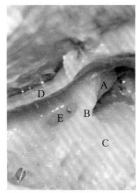

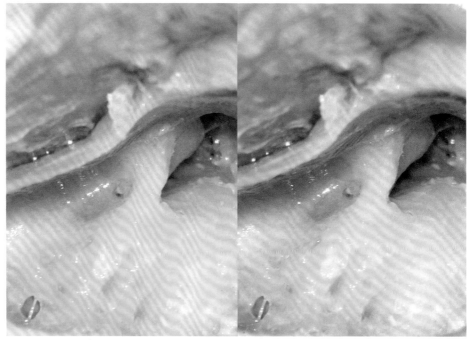

A. 砧骨短脚
B. 后拱柱
C. 外半规管凸
D 外耳道后壁
E. 面神经隐窝（未开放）

定位面神经隐窝（左）

充分磨薄外耳道后壁，以外半规管凸和砧骨短脚为解剖标志定位面神经隐窝（上界为后拱柱，外界为外耳道后壁内端及鼓索神经，内界为面神经垂直段）。从面神经隐窝最宽阔处（即后拱柱下方）开放面神经隐窝较为安全，磨骨过程中应注意：①逐层磨除骨质，防止局部磨骨过深；②充分冲水，以清除骨屑、降低局部温度，并有利于观察骨面颜色变化；③电钻移动方向必须与面神经走行方向平行，以免损伤面神经

小号磨光钻

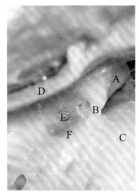

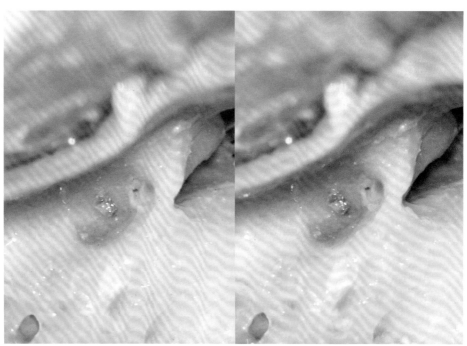

A. 砧骨短脚
B. 后拱柱
C. 外半规管隆凸
D. 外耳道后壁
E. 后鼓室黏膜
F. 面神经隐窝内界

磨除面神经隐窝骨质（左）

定位面神经隐窝后以小号磨光钻逐层开放面神经隐窝。对此区域出现的任何软组织均需以钩针轻触探查，必要时可开放软组织上下方骨质，以鉴别是否是面神经。此区偶尔可见面前气房，使人易误认为已进入鼓室，可以以钩针探查、鉴别

小号磨光钻、直角钩针

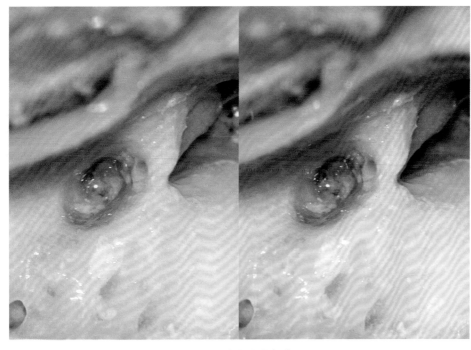
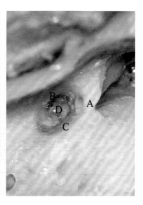

A. 后拱柱
B. 面神经隐窝外界
C. 面神经隐窝内界
D. 后鼓室黏膜

显露后鼓室黏膜(左)

继续开放面神经隐窝,直至显露后鼓室黏膜。后鼓室黏膜为后鼓室的最后一道屏障,切开黏膜即可开放后鼓室。注意此时应以直角钩针勾开黏膜,不可用钻头贸然钻磨,以免钻头伤及听骨链或内耳

小号磨光钻、直角钩针

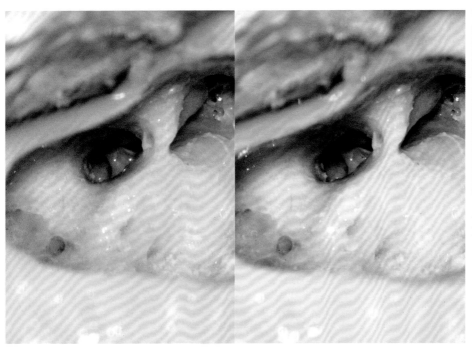
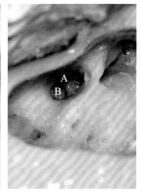

A. 砧镫关节
B. 开放的面神经隐窝

开放面神经隐窝,显露后鼓室(左)

勾除后鼓室黏膜,开放面神经隐窝,显露后鼓室。通过面神经隐窝可以观察到砧镫关节及部分鼓室内侧壁。以钩针探查后鼓室范围,为进一步扩大开放面神经隐窝做准备

小号磨光钻、直角钩针

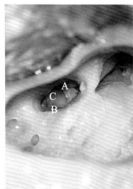

A. 砧镫关节
B. 蜗窗龛
C. 扩大的面神经隐窝

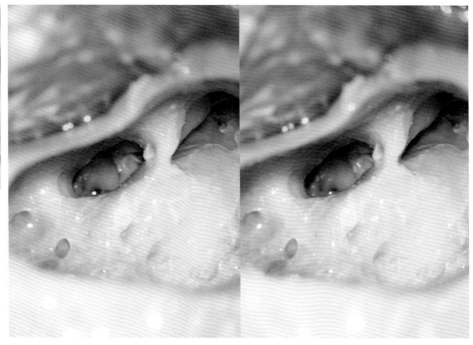

扩大开放面神经隐窝,显露蜗窗龛(左)

平行于鼓索神经及面神经垂直段逐步扩大面神经隐窝的内、外界。磨骨过程中需以直角钩针不断探查后鼓室界限,保持充分冲水,密切观察骨面颜色变化,及时辨别出现的任何软组织,以明确是否显露面神经鞘膜。多数情况下,面神经隐窝扩大开放可充分显露蜗窗龛,如遇面神经隐窝极度狭窄,可游离、前移甚至牺牲鼓索神经,以显露蜗窗龛区域
小号磨光钻、直角钩针

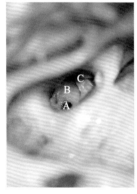

A. 蜗窗龛
B. 鼓岬
C. 砧镫关节

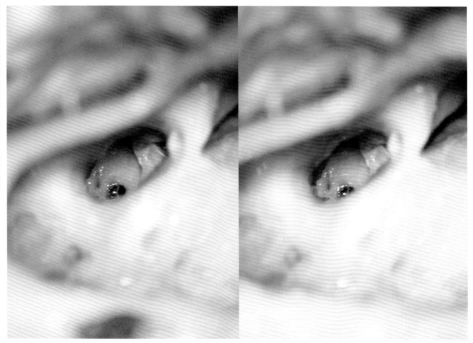

观察鼓岬及蜗窗龛(左)

显微镜高放大倍数下观察鼓岬及蜗窗龛。蜗窗深居蜗窗龛内,经面神经隐窝一般仅可观察到蜗窗龛口及覆于其上的鼓室黏膜,切除蜗窗龛前、上缘骨质,显露蜗窗及蜗窗膜
小号磨光钻

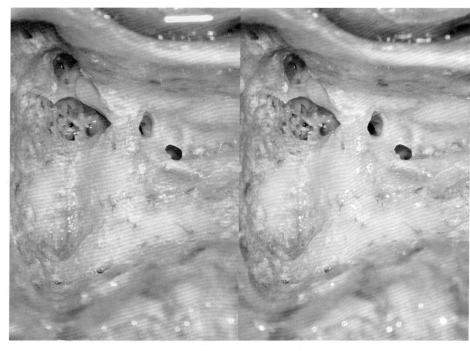
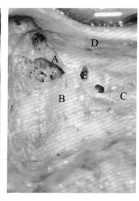

A. 砧骨短脚
B. 外半规管凸
C. 面神经垂直段
D. 削薄的外耳道后壁
E. 面神经前气房

面神经前气房（标本二，右）

乳突气化良好的标本在后拱柱下方常存在面神经前气房，一般情况下，循此气房开放面神经隐窝较为安全、便捷

小号磨光钻

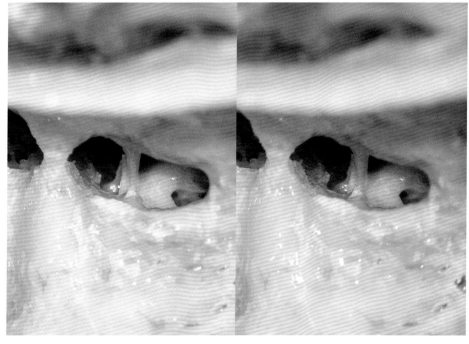
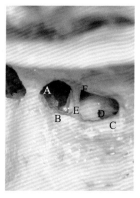

A. 面神经水平段
B. 面神经锥曲段
C. 面神经垂直段
D. 蜗窗龛
E. 锥隆起及镫骨肌腱
F. 鼓索神经

充分开放的面神经隐窝（右）

解剖中可以先出现的锥隆起为解剖标志推测面神经垂直段的行程。经充分开放的面神经隐窝，可见面神经水平段、锥曲段及垂直段、鼓索神经、锥隆起、砧镫关节、前庭窗、鼓岬及蜗窗龛等结构

（王辉兵）

第三节　面神经解剖
Anatomy of Facial Nerve

1. 面神经的行程　面神经(facial nerve)是人体内穿过骨管最长的脑神经,按其所在位置可分为颅内、颞骨内和颅外 3 个部分,9 个节段。其中第 1~4 段位于颅内,第 5~8 段位于颞骨内,第 9 段位于颅外。

(1) 运动神经核上段:从额叶中央前回下端的面神经运动中枢至面神经运动核。

(2) 运动神经核段:面神经在脑桥中的行程。

(3) 桥小脑角段:面神经出脑桥后至内耳门之间的行程。与此段面神经相伴的重要结构有小脑前下动脉、小脑后下动脉、迷路动脉、前庭神经、蜗神经及中间神经。此段长约 10~14mm。

(4) 内耳道段:内耳道内的面神经,除小脑前下动脉与小脑后下动脉外其余伴行结构同桥小脑角段。此段长约 8~10mm。

(5) 迷路段:自内耳道底到膝状神经节的面神经(含膝状神经节)。此段长约 2~4mm,重要的分支为岩浅大神经。

(6) 鼓室段:又名水平段,起于膝状神经节,止于外半规管下方,为面神经在鼓室内壁内的行程,与水平面成 30°角。此段长约 9~11mm。

(7) 锥曲段:外半规管下方至锥隆起平面之间的面神经。

(8) 乳突段:又名垂直段,为锥隆起平面至茎乳孔之间的面神经,长约 12~16mm,此段的重要分支有鼓索神经和面神经镫骨肌支。

(9) 颞骨外段:面神经出茎乳孔后即发出二腹肌支与耳后支,面神经主干以约 105°的角度转向前、外方进入腮腺。面神经在腮腺内的分支包括颞面干(颞支、颧支)与颈面干(颊支、下颌缘支与颈支)。

2. 面神经的来源和组成　面神经为含有运动纤维、感觉纤维以及副交感纤维成分的混合神经。其中大部分属运动纤维;小部分为感觉与副交感纤维,构成中间神经(nerve intermedius)。

(1) 运动神经纤维:面神经的运动纤维来自脑桥下部的面神经核,此核接受额叶中央前回下端的面神经皮层中枢下行神经纤维支配,部分面神经核接受来自对侧大脑运动皮层的锥体束纤维,从这部分面神经核发出的运动纤维支配同侧颜面下部的肌肉。其余部分的面神经核接受来自两侧大脑皮层的锥体束纤维,从此发出的运动纤维支配额肌、眼轮匝肌及皱眉肌。因此,当一侧脑桥以上到大脑皮层之间受损时,仅引起对侧颜面下部肌肉瘫痪,而蹙额及闭眼功能均存在。面神经的运动纤维绕过展神经核后,在脑桥下缘穿出脑干。

(2) 中间神经:面神经的感觉纤维和副交感纤维组成中间神经,因其纤维进出脑干时位于听神经与面神经运动支之间而得名,为一独立的神经束。由内脏感觉纤维和内脏运动纤维组成。内脏感觉纤维起于膝状神经节内的假单极细胞,其中枢突进入脑干,终止于延髓孤束核的上端;周围突经鼓索神经司腭与舌前 2/3 的味觉。副交感内脏运动纤维由脑桥的上泌涎核发出,分两路分布:其一经岩浅大神经、翼管神经到达蝶腭神经节中的节后细胞,节后纤维分布到泪腺及鼻腔腺体;其二经鼓索神经到达下颌下神经节交换神经元,节后纤维支配下颌下腺与舌下腺。

(3) 感觉神经纤维:面神经中尚有少数躯体感觉纤维加入迷走神经耳支,支配外耳道后壁皮肤的感觉。

3. 面神经的解剖变异　面神经在颞骨内的行程蜿蜒曲折,涉及解剖结构众多,解剖变异也异常繁杂,为便于理解,本书在方耀云教授总结的基础上归纳如下。

(1) 面神经骨管裂隙或缺损:多发生于前庭窗附近的面神经水平段、锥曲段与乳突段,膝状神经节与颅中窝之间的骨板亦可发生缺损而使面神经与颅中窝硬脑膜直接接触。骨管缺损部位的面神经形态可正常或呈息肉样疝出骨管。

（2）面神经走行异常：①面神经水平段：走行于前庭窗下方，或蜗窗前下、后下；呈驼峰样向外突出，超越外半规管隆凸；于外半规管前方直接转向下行；走行于外半规管上方；经过外半规管下方后未向下转为乳突段，而是折向上方，接近颅中窝底后方向下折行；锥曲段呈 S 形；②面神经垂直段：不同程度的向内、向外偏移；显著后移，与乙状窦前缘仅以纸样骨板相隔；过分前移，甚至与外耳道后壁皮肤直接接触；③面神经主干穿过镫骨闭孔；④面神经走行于骨性外耳道前缘。

（3）面神经异常分支：①面神经离开膝状神经节后分为两支，一支主干横行穿过鼓室结缔组织，另一小支进入正常的面神经骨管；②面神经主干离开膝状神经节即垂直下降，相当于匙突处向前发出的分支穿越鼓室内结缔组织至咽鼓管口上壁，可能向前经下颌窝出颞骨；③面神经水平段分为上、下两支，分别于前庭窗上、下经过，或在前庭窗与蜗窗之间，或呈片状覆盖前庭窗或鼓岬；④面神经垂直段分为 2 支或 3 支，其分支可分别出颞骨或与茎乳孔前融合后再出颞骨。

（4）面神经发育不全：①面神经细小；②面神经垂直段呈盲端或有一细小分支穿出茎乳孔；③面神经呈襻状位于鼓室内壁鼓岬上。

4. 面神经麻痹常见病因与面神经减压术

（1）面神经行程复杂，导致面神经麻痹的原因很多，与耳鼻咽喉头颈外科相关的面神经麻痹主要表现为周围性面瘫（peripheral facial paralysis），常见的病因如下：① Bell 麻痹；②损伤，如颞骨骨折、手术损伤、产伤等；③炎性疾病，如各型中耳炎、耳带状疱疹感染等；④肿瘤，如听神经瘤、面神经肿瘤等。

（2）治疗周围性面瘫常用的外科手术包括面神经减压术、面神经修复手术及面瘫后期的矫治手术。其中面神经减压手术广泛应用于各种原因导致的周围性面瘫，其前提条件是面神经连续性保持完整，神经断伤小于面神经主干 1/3。减压目的是开放面神经骨管，切开面神经鞘膜，降低面神经主干内的压力，改善面神经血供，促进神经功能恢复。临床上根据病变位置不同及患者残余听力情况选择不同手术路径实施减压术。手术路径包括经乳突径路（transmastoid approach）、颅中窝径路（middle cranial fossa approach，MCF）、经耳蜗径路（transcochlear approach）、经迷路径路（translabyrinthine approach）和乳突 - 颅中窝联合径路（combined transmastoid-MCF approach）。

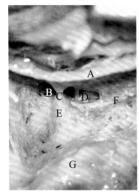

A. 外耳道后壁
B. 鼓窦入口
C. 后拱柱
D. 面神经隐窝
E. 外半规管凸
F. 面神经垂直段
G. 乙状窦

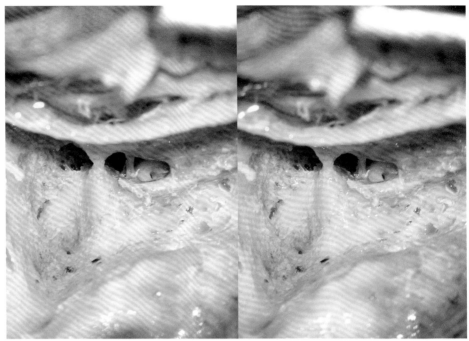

轮廓化乳突，开放面神经隐窝（右）

面神经垂直段位于外耳道后壁后内方、外半规管凸下方，与二腹肌嵴相交。轮廓化乳突，以磨薄的外耳道后壁、砧骨短脚、外半规管凸为解剖标志开放面神经隐窝，显露面神经垂直段上半部。上图中可见指示面神经行程的两个解剖标志：锥隆起和外半规管凸。透过面神经隐窝可见砧镫关节、镫骨（及肌腱）、蜗窗龛及鼓岬

大、中号切削钻，中、小号磨光钻

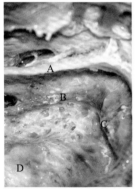

A. 外耳道后壁
B. 面神经垂直段
C. 二腹肌嵴
D. 乙状窦

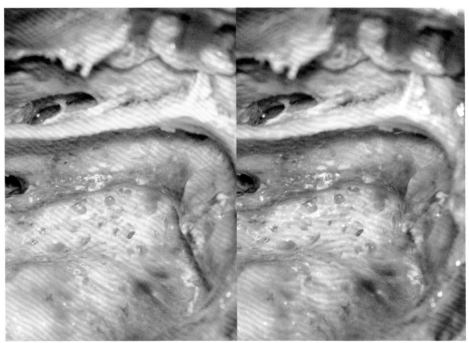

显露二腹肌嵴及面神经垂直段（右）

轮廓化二腹肌嵴并向前追踪至茎乳孔，确定面神经垂直段位置，以中号磨光钻沿面神经走行方向逐层磨骨，直至面神经骨管显露清晰。注意：①钻头移动方向需平行于面神经走行方向；②逐层磨骨，注意骨质质地及颜色变化；③轮廓化面神经垂直段时，仅能磨除其外侧及后方的骨质

中、小号磨光钻

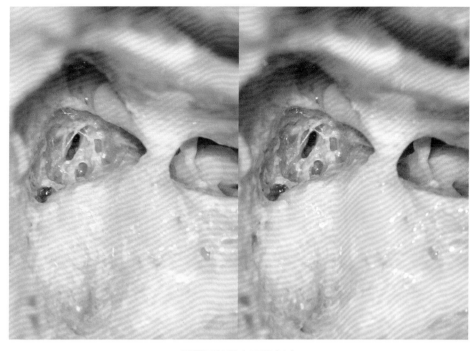
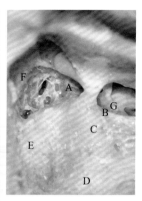

A. 面神经水平段
B. 面神经锥曲段
C. 外半规管
D. 后半规管
E. 前半规管
F. 鼓室盖
G. 锥隆起及镫骨肌腱

显露面神经水平段（右）

经面神经隐窝可见面神经管凸，部分标本中面神经骨管不完整、面神经直接裸露于鼓室腔。轮廓化上、外半规管，磨除鼓窦及上鼓室内侧壁气房，显露面神经水平段前半部及膝状神经节。若标本气化差、骨质致密且空间狭小，无法通过此径路显露面神经水平段及膝状神经节时，可通过经迷路径路或颅中窝径路完成

小号磨光钻

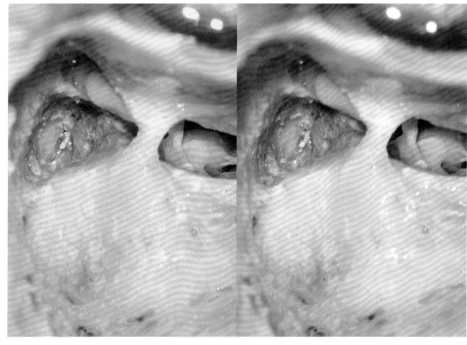
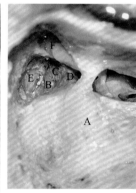

A. 外半规管
B. 面神经迷路段
C. 膝状神经节
D. 面神经水平段
E. 颅中窝硬脑膜
F. 锤砧关节

显露面神经膝状神经节及迷路段（右）

小心磨除面神经水平段上方气房，显露面神经水平段、膝状神经节及部分面神经迷路段。此区上方为颅中窝硬脑膜、后方为骨迷路、下方为面神经水平段、前方为膝状神经节、外侧为锤砧关节。此区域面神经的特点有：①面神经水平段近似平行于岩骨长轴，颞骨纵行骨折最易累及此段；②面神经膝状神经节承接水平段并以锐角急骤转向内上方，延续为迷路段；③面神经迷路段位于颅中窝的下方，是面神经最短的节段；④位于内耳道底入口处的面神经骨管最狭窄

小号磨光钻、直角钩针

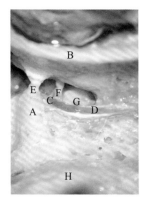
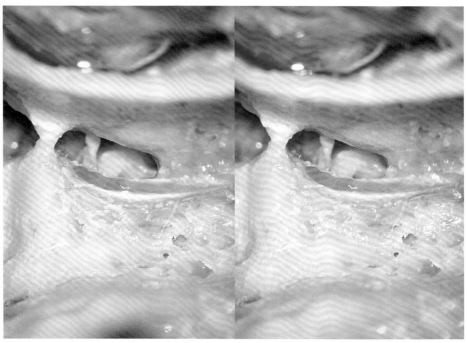

A. 外半规管
B. 外耳道后壁
C. 面神经锥曲段
D. 面神经垂直段
E. 后拱柱
F. 镫骨
G. 蜗窗龛
H. 乙状窦

面神经减压（锥曲段及垂直段，右）

螺旋形轮廓化面神经,切除面神经骨管,显露面神经鞘膜。以镰状刀向背离面神经纤维的方向挑开神经鞘膜,行面神经减压。同面神经轮廓化一样,面神经鞘膜切开亦需呈螺旋形:垂直段切开后外侧鞘膜,锥曲段切开外侧鞘膜,水平段后部切开下方、前后交界处切开外侧、前部切开上方鞘膜,膝状神经节切开上外侧鞘膜,迷路段切开外侧鞘膜

镰状刀、钩针

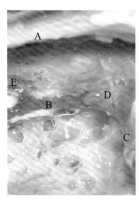
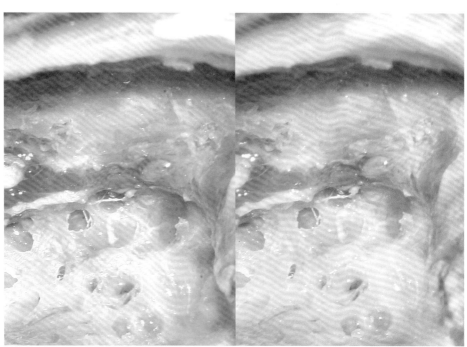

A. 外耳道后壁
B. 面神经垂直段神经纤维
C. 二腹肌嵴
D. 茎乳孔
E. 鼓索神经

面神经减压（垂直段，右）

沿面神经垂直段走行方向切开面神经后外侧鞘膜至茎乳孔

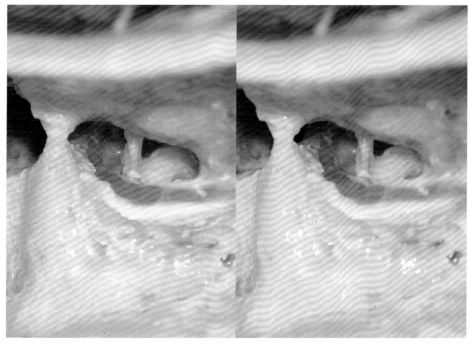

A. 面神经水平段

B. 面神经锥曲段

C. 外半规管

D. 后半规管

E. 蜗窗龛

F. 后拱柱

G. 镫骨肌腱

H. 锥隆起

面神经减压(锥曲段及水平段,右)

切开面神经锥曲段外侧及水平段(后部)下方的神经鞘膜

镰状刀、直角钩针

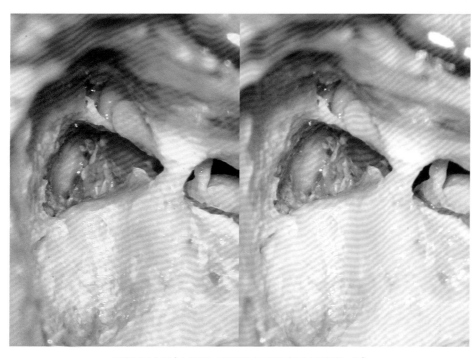

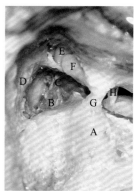

A. 外半规管

B. 面神经迷路段

C. 膝状神经节

D. 鼓室盖

E. 锤骨头

F. 砧骨体

G. 后拱柱

H. 砧镫关节

面神经减压(水平段、膝状神经节及部分迷路段,右)

切开面神经水平段(前半部)上方、膝状神经节上外侧、迷路段外侧神经鞘膜,减压面神经。面神经迷路段位于颅中窝下方,
经乳突径路仅能部分显露

直角钩针

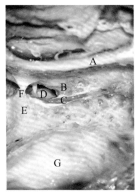
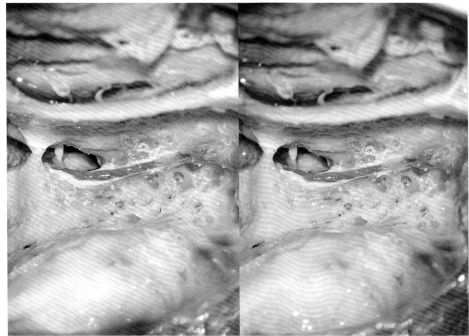

A. 外耳道后壁
B. 鼓索神经
C. 面神经
D. 面神经隐窝
E. 外半规管
F. 后拱柱
G. 乙状窦

乳突径路面神经减压全景（右）

经乳突径路可减压自茎乳孔至迷路段的面神经,同时可保证外耳道后壁、后拱柱及听骨链的完整性

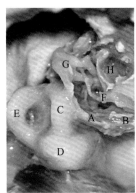
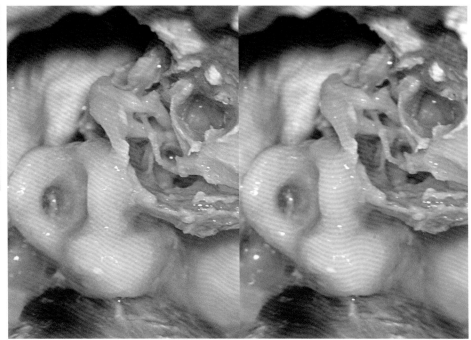

A. 面神经锥曲段
B. 面神经垂直段
C. 外半规管
D. 后半规管
E. 前半规管
F. 鼓索神经
G. 听小骨
H. 鼓膜

面神经的毗邻关系（右）

切除颅中窝、颅后窝骨板,切除上鼓室上、前、外骨质,可见面神经与鼓膜、听骨链及迷路间的相互关系:①面神经的定位解剖标志:外半规管、砧骨窝、砧骨短脚、锥隆起、匙突(切除砧骨后可见);②面神经隐窝的定位解剖标志:砧骨短脚、外半规管、外耳道后壁、鼓索神经;③鼓索神经可以起源自面神经干的任何部位,多于面神经垂直段下 1/3 处分出

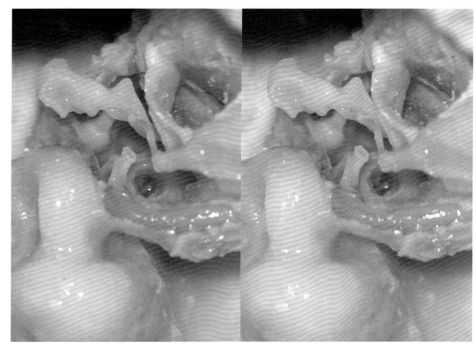

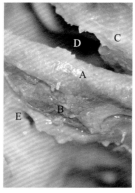

A. 面神经
B. 后半规管
C. 外半规管
D. 鼓索神经
E. 匙突
F. 鼓膜张肌腱
G. 镫骨
H. 锤骨
I. 鼓膜

切除砧骨、观察面神经的毗邻关系（右）

切除砧骨，可见鼓膜张肌腱经匙突以近似直角的角度穿出，附于锤骨颈内侧；匙突位置恒定，位于前庭窗前上方、面神经水平段下方，是指示面神经位置的重要解剖标志；面神经水平段骨管管壁较薄，易遭病变侵蚀或手术损伤，在探查及治疗过程中，辨识外半规管凸、匙突、锥隆起、蜗窗龛等解剖标志，有助于快速、安全的定位面神经。（上图中已行耳蜗开窗）

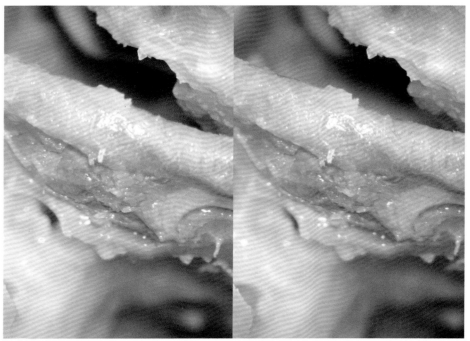

A. 面神经
B. 镫骨肌
C. 鼓索神经
D. 面神经隐窝
E. 开放的后半规管

面神经与镫骨肌（右）

切除面神经垂直段后方骨质，显露面神经内侧的镫骨肌。从面神经后方观看术腔，可见镫骨肌位于面神经垂直段内侧的骨管内，面神经于锥隆起平面发出镫骨肌支，支配镫骨肌，构成镫骨肌反射的解剖学基础

磨光钻、钩针

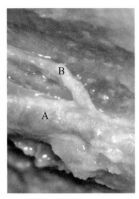

A. 面神经
B. 鼓索神经

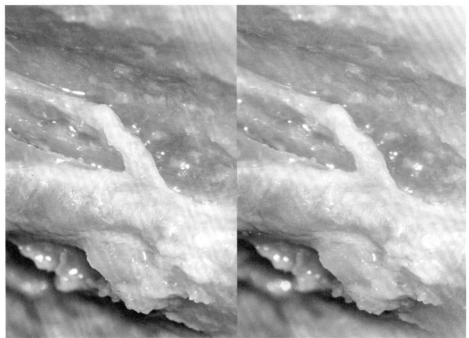

面神经与鼓索神经(右)

磨薄外耳道后壁骨质,于茎乳孔上方4~6mm处逐层磨除骨质,寻找鼓索神经起始处。鼓索神经多自面神经垂直段下1/3内侧发出,少数可从面神经外侧发出

小号磨光钻

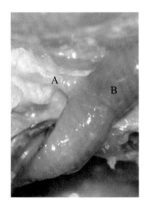

A. 鼓索神经纤维
B. 面神经垂直段纤维

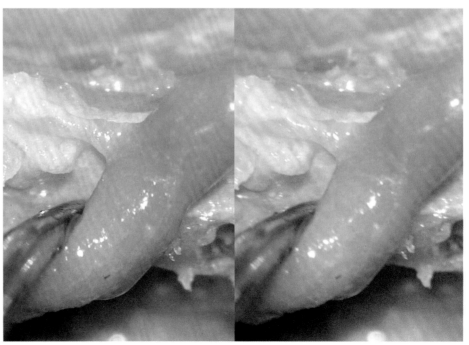

面神经纤维与鼓索神经纤维(右)

鼓索神经是面神经的一个重要分支,多由面神经垂直段发出,向上、外、前方走行于外耳道后壁的鼓索小管内,并于鼓沟后上部穿出,经砧骨长脚和锤骨柄之间横跨鼓室,经岩鼓裂入颞下窝。鼓索神经所含的味觉纤维汇入舌神经,交感神经纤维汇入下颌神经节。上图为鼓索神经纤维自面神经分出的部位

(苏 钰)

第四节　内淋巴囊解剖
Anatomy of Endolymphatic Sac

　　内淋巴囊（endolymphatic sac）位于颞骨岩部后面的内淋巴裂隙内，为内淋巴管末端的膨大部分。内淋巴管从骨性的前庭小管穿行而过，连接膜迷路与内淋巴囊。内淋巴囊分为骨内部和硬脑膜部：骨内部位于前庭小管内，囊壁皱褶丰富，又称内淋巴囊粗糙部；硬脑膜部位于颞骨岩部后面两层硬脑膜之间，囊壁光滑、略扁平。内淋巴囊远侧段长 7~16mm，宽 5~10mm。

　　内淋巴囊的形态因发育程度不同而有较大变异，一般可分 3 种类型：Ⅰ型，大内淋巴囊，上缘邻近Donaldson 线（外半规管向后的延长线），前庭小管外口大，颞骨气化好，易于辨识；Ⅱ型，中等内淋巴囊，上缘未及 Donaldson 线，前庭小管外口中等大小；Ⅲ型，小内淋巴囊，位于 Donaldson 线下方很低的位置，甚至位于面神经前方或内侧，常与颈静脉球接触，伴乳突气化不良、乙状窦前移，从而限制了内淋巴囊后缘的显露。

　　内淋巴囊的定位：内淋巴囊位于外半规管所在平面的下方、后半规管后下、乙状窦前内、面神经垂直段后、颈静脉球上方的颅后窝硬脑膜内。在不损伤半规管、面神经垂直段、乙状窦等周围结构的前提下，切除此区域内颅后窝硬脑膜表面的骨板，即可显露色白、质厚、无血管走行的内淋巴囊壁，易与周围呈淡蓝色的颅后窝硬脑膜区分。

　　内淋巴囊是吸收内淋巴的主要部位，在维持前庭功能方面起重要作用。内淋巴囊损伤或与其余部位粘连可致内淋巴循环障碍，引起膜迷路积水，影响前庭和耳蜗功能，此时可行内淋巴囊减压术或引流术。对于顽固性发作、药物疗效不佳、尚存实用听力的梅尼埃病患者，内淋巴囊减压可能取得较好的效果。

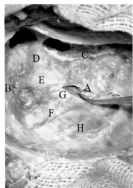

A. 岩骨后缘
B. 乳突天盖
C. 面神经垂直段
D. 外半规管
E. 后半规管
F. 颅后窝硬脑膜
G. 内淋巴囊
H. 乙状窦

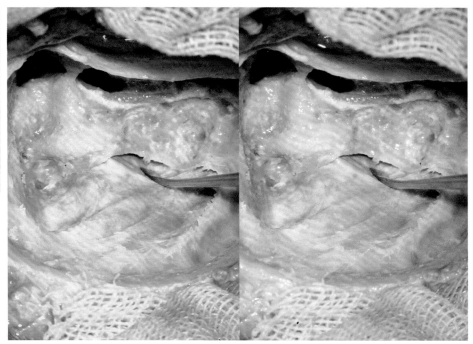

定位内淋巴囊(右)

切除乳突气房,轮廓化乳突腔,以外半规管、后半规管、乙状窦及面神经垂直段为标志定位内淋巴囊,彻底去除颅后窝表面骨质。内淋巴囊外侧壁呈扇形,较周围硬脑膜质地稍厚、色泽较白。用剥离子压迫囊壁时在岩骨后侧可以看到锥形缩窄的内淋巴管进入前庭小管。通常此处的硬脑膜与岩骨粘连较紧,并有骨性隆起,为内淋巴管的出口。解剖出内淋巴管有助于准确判断内淋巴囊的位置

大号切削钻、磨光钻、中号磨光钻、中耳剥离子

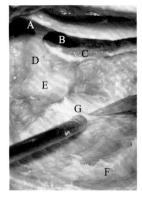

A. 砧骨短脚
B. 面神经隐窝
C. 面神经垂直段
D. 外半规管
E. 后半规管
F. 乙状窦
G. 内淋巴囊外侧壁

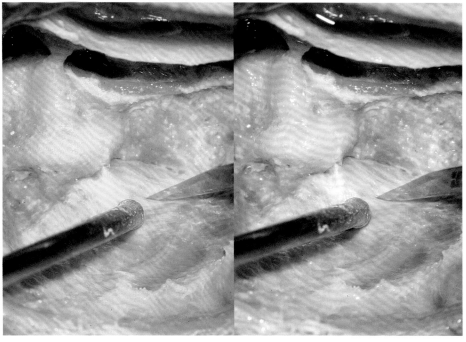

切开内淋巴囊外侧壁(右)

确定内淋巴囊位置后,用 11 号手术刀或镰状刀向上挑开内淋巴囊外侧壁,注意剖开外侧壁的力度和深度,以免损伤内淋巴囊内侧壁,引起脑脊液漏

11 号手术刀或镰状刀

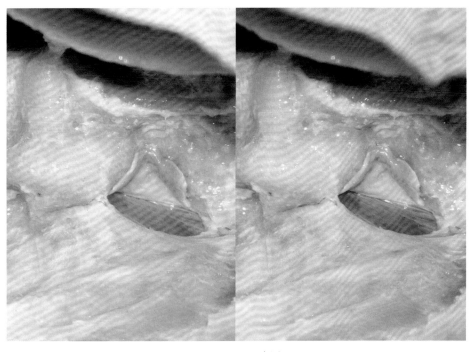
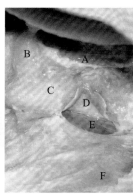

A. 面神经垂直段
B. 外半规管
C. 后半规管
D. 内淋巴囊外侧壁
E. 内淋巴囊内侧壁
F. 乙状窦

开放内淋巴囊(右)

锐性切开内淋巴囊外侧壁,确认内淋巴囊囊腔。活体中可以看到光滑、略反光的内淋巴囊内侧壁。上图中可见内淋巴囊由内、外两层硬脑膜构成,并与内淋巴管相通

中耳剥离子、中耳剪

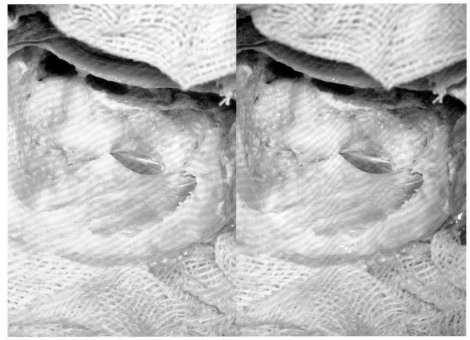
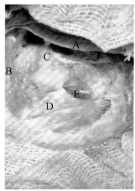

A. 削薄的外耳道后壁
B. 乳突天盖
C. 外半规管
D. 颅后窝硬脑膜
E. 切开的内淋巴囊

完成内淋巴囊减压术(右)

前翻内淋巴囊外侧壁并将其压入岩骨后面(或直接切除),显露内淋巴囊腔,避免内淋巴囊再次愈合、封闭,完成内淋巴囊减压

剥离子

(高 雪)

第五节　前庭与半规管解剖
Anatomy of Vestibular and Semicircular Canals

内耳(inner ear)又称迷路(labyrinth),包括骨迷路(osseous labyrinth)和膜迷路(membranous labyrinth);骨迷路包括前庭(vestibule)、骨半规管(osseous semicircular canal)及耳蜗(cochlea);膜迷路包括球囊(saccule)、椭圆囊(utricle)、膜半规管(membranous semicircular canal)及膜蜗管(membranous cochlear duct)。膜迷路内含有内淋巴(endolymph),膜迷路与骨迷路之间充满外淋巴(perilymph),内、外淋巴互不相通。

前庭位于鼓室的内侧、耳蜗的后方和半规管的前下方,连接骨半规管与耳蜗,其前后径和上下径约5mm,横径约3mm。前庭窗位于前庭外侧壁上,由镫骨底板及环状韧带封闭,以分隔鼓室与前庭。前庭内侧壁有一前上至后下的斜行骨嵴,称前庭嵴,嵴后下端分叉形成蜗隐窝,蜗隐窝与后半规管壶腹之间的小孔区称下筛斑。前庭嵴将前庭内侧壁分为前方较小的球囊隐窝(含中筛斑)和后方较大的椭球囊隐窝(含上筛斑),分别容纳球囊及椭圆囊。前庭上神经纤维分布至前、外半规管壶腹及椭圆囊,前庭下神经纤维分布至后半规管壶腹及球囊。椭圆囊隐窝下方有内淋巴管内口,其外口位于内耳门外下方内淋巴囊裂的底部。

骨半规管位于前庭后上方,为3个互相垂直的2/3环形小骨管,按其位置可分为前半规管(上半规管)、外半规管(水平半规管)及后半规管三部分,三个半规管均有一末端膨大的半规管壶腹,其直径约为半规管管径的2倍。前半规管后内端与后半规管上端(非壶腹端)相互融合为一共同的管道进入前庭,称为总脚,开口于前庭的内侧部。外半规管后端(非壶腹端)独自进入前庭,称为单脚。外半规管长12~15mm,与水平面约成30°角。前半规管长15~20mm,与颞骨岩部的长轴垂直,位于颞骨岩部前面弓形隆起的下方。后半规管长18~22mm,与颞骨岩部的后面几乎平行。总脚长约4mm。双侧半规管的空间关系可简记如下:两耳的两个外半规管位于同一平面,一侧的前半规管与对侧的后半规管平行,两侧前半规管或后半规管的延长线相互垂直。

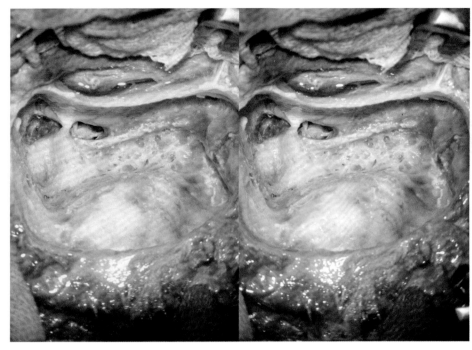

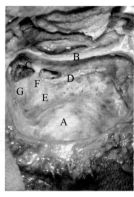

A. 乙状窦

B. 外耳道后壁

C. 砧骨短脚

D. 面神经垂直段

E. 后半规管

F. 外半规管

G. 前半规管

乳突轮廓化(右)

切除乳突气房,轮廓化乳突腔。迷路骨质多呈淡黄色,质地坚硬且无气房。外半规管位于鼓窦入口内侧,位置恒定,易于定位,依据外半规管的行程可初步定位前、后半规管。在气化型乳突中,三个半规管较易显露

大号切削钻、中号磨光钻

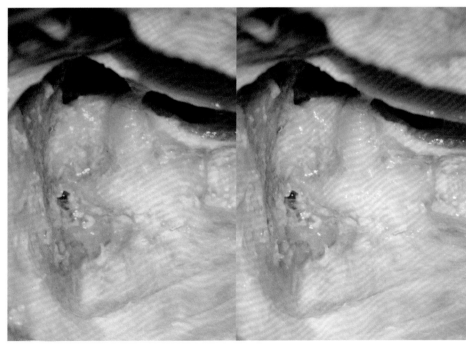

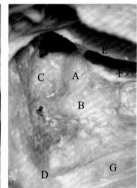

A. 外半规管

B. 后半规管

C. 前半规管

D. 窦脑膜角

E. 外耳道后壁

F. 面神经垂直段

G. 乙状窦

轮廓化半规管(右)

确定三个半规管位置及走行,以中号切削钻(或粗砂磨光钻)逐层磨除迷路周围骨质,雕刻出三个半规管的轮廓。注意:①时刻比对砧骨短脚、乳突天盖、颅后窝、面神经等解剖标志,以便正确判断半规管的行程;②不可一次磨骨过深,以免误伤半规管;③前半规管上端紧邻颅中窝硬脑膜,后半规管后倚颅后窝,外半规管前下侧和后半规管下端紧靠面神经,操作过程中应注意保护

中号切削钻、磨光钻

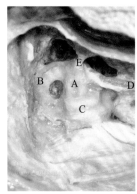

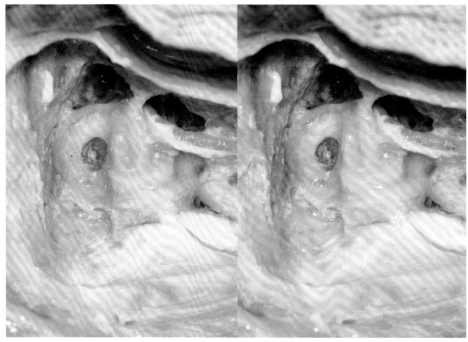

A. 外半规管"蓝线"

B. 前半规管"蓝线"

C. 后半规管"蓝线"

D. 面神经垂直段

E. 后拱柱

显露半规管"蓝线"（右）

半规管轮廓化完毕后，以中号磨光钻逐层磨除三个半规管外侧骨壁，至菲薄的骨壁透出其内侧的半规管腔，即半规管"蓝线"。在此过程中需以磨光钻耐心逐层磨骨，争取磨至半规管管腔的骨壁薄而不透

中号磨光钻

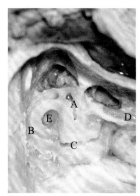

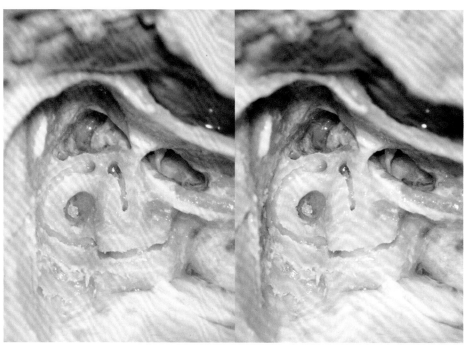

A. 开放的外半规管

B. 开放的前半规管

C. 开放的后半规管

D. 面神经垂直段

E. 弓下动脉

开放半规管（右）

以直角钩针勾除半规管菲薄的骨壁，开放三个半规管，观察三个半规管的行程，可见：①三个半规管互为垂直关系，前半规管后内端与后半规管上端汇合为总脚后进入前庭；②外半规管紧靠面神经锥曲段后上方及垂直段上方，前、外半规管壶腹居面神经水平段上方，后半规管壶腹居面神经锥曲段后内方；③前半规管半环中心有弓下动脉走行

直角钩针

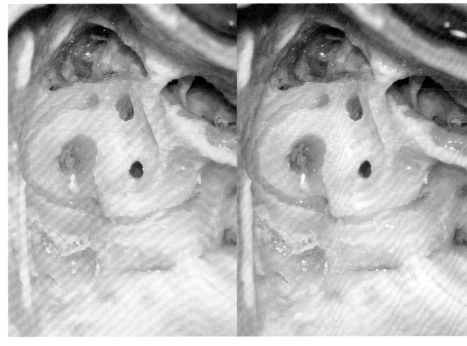
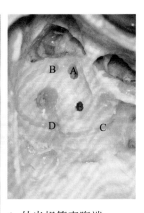

A. 外半规管壶腹端

B. 前半规管壶腹端

C. 后半规管

D. 总脚

E. 单脚

切除部分外半规管（右）

三个半规管与前庭直接相通,可通过切除外半规管(前庭外侧壁)而显露前庭池。上图可见:前半规管及外半规管壶腹端各以独立的管道进入前庭,外半规管单脚于后半规管前方进入前庭池,面神经水平段与外半规管最近处可 <1mm
中号切削钻

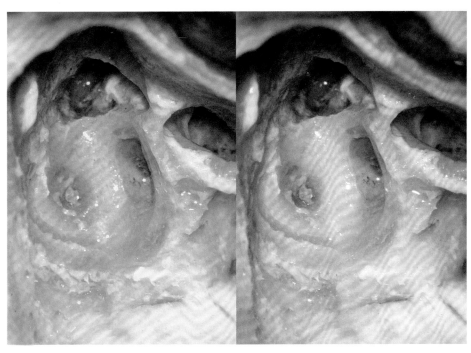
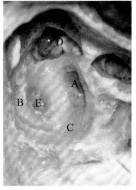

A. 前庭

B. 前半规管残迹

C. 总脚

D. 膝状神经节

E. 弓下动脉

开放前庭（右）

磨除全部外半规管、部分前半规管及后半规管,开放前庭,可见前庭池为一椭圆形空腔,通过5个孔与3个半规管相通。前庭容纳球囊与椭圆囊:球囊位于前庭前下方,与耳蜗底周相邻,分布至球囊斑、后半规管壶腹的神经纤维构成前庭下神经。椭圆囊位于前庭后上方,分布至椭圆囊斑、前半规管及外半规管壶腹的神经纤维构成前庭上神经。前庭内侧壁构成部分内耳道底
中号磨光钻

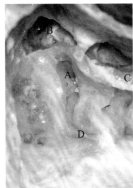

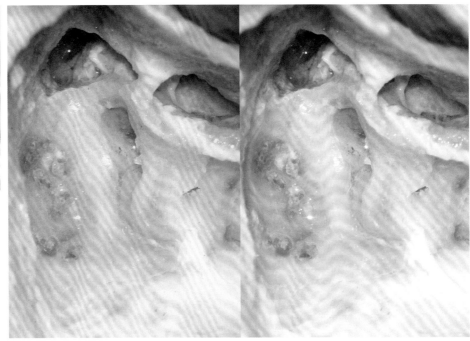

A. 开放的前庭
B. 膝状神经节
C. 面神经垂直段
D. 内淋巴管

磨除总脚内侧骨质,显露内淋巴管(右)

磨除总脚内侧骨质,可见粉红色条索状软组织影,即内淋巴管(本例为新鲜标本,若使用福尔马林固定的标本,则多呈白色)。内淋巴管沟通球囊、椭圆囊与内淋巴囊,内含内淋巴液

小号磨光钻

(韩　冰)

第六节　乙状窦与颈静脉球解剖
Anatomy of Sigmoid Sinus and Jugular Bulb

　　乙状窦位于颞骨乳突后缘乙状沟内,上接横窦、下续颈静脉球,由两层硬脑膜构成,与乳突小房仅以薄层骨板相隔。从顶切迹至乳突尖做一假想的连线可作为乙状窦的体表标志线。乙状窦前缘距外耳道后壁平均约1.4cm,外侧壁距乳突骨皮质平均约1cm。

　　乙状窦位置与乳突气化程度关系密切,乳突气化良好者,乙状窦位置偏后;气化差者,乙状窦易于前移。乙状窦前移是乙状窦最常见的解剖变异,当骨性外耳道后壁与乙状窦前壁间距<1cm时可判定为乙状窦前移(Tomura标准)。高分辨率水平位颞骨CT可准确测量该距离,明确乙状窦的变异情况。

　　乙状窦走行至颈静脉孔后延续为膨大、向上隆起的颈静脉球。颈静脉球位于岩骨下部的颈静脉窝内,宽度约15mm,高度变异较大,约0~14mm,向下延续为颈内静脉。搏动性耳鸣在耳外科并不少见,若搏动性耳鸣与患者心率相同,且轻压同侧颈内静脉可以减轻耳鸣,则可考虑是否存在乳突导静脉扩大、乙状窦憩室等情况。

　　颈静脉球的解剖变异主要有颈静脉球高位、憩室、内移、外移等,其中以颈静脉球高位(high jugular bulb)和颈静脉球憩室(jugular bulb diverticulum)较为常见。鉴于存在乙状窦-颈内静脉回流系统右侧优势,右侧乙状窦及颈内静脉常较左侧粗大,高位颈静脉球亦以右侧多见。颈静脉球的解剖变异主要靠高分辨率颞骨CT识别,颈静脉球高位的发生率因诊断标准的不同而有较大差异:文献报道颈静脉球顶壁高于鼓沟下界、耳蜗底周、蜗窗下缘、内耳道下壁者分别为6%、20.3%、24%、9%。目前大多数学者多采纳Roche的标准,即颈静脉球顶部达到或超过蜗窗或耳蜗基底周水平,可诊断为颈静脉球高位。颈静脉球憩室系颈静脉球顶端在岩骨内向前、内、上扩展而形成的指状突起,常突入内耳道、颅后窝与后半规管之间骨质相对疏松的区域,其发生率低于颈静脉球高位,即<1%。

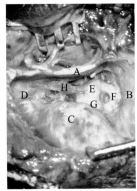

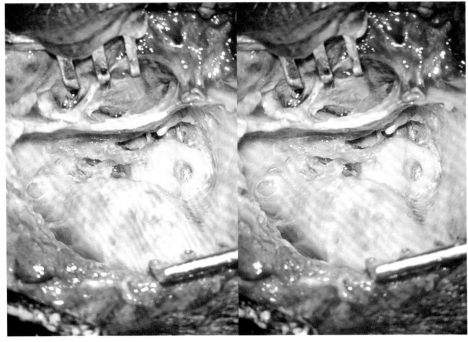

A. 外耳道后壁

B. 乳突天盖

C. 乙状窦

D. 二腹肌嵴

E. 外半规管

F. 前半规管

G. 后半规管

H. 面神经垂直段

乳突轮廓化，显露乙状窦（左）

切除乳突气房，轮廓化乳突腔，可见致密骨板包裹的乙状窦，逐层磨薄乙状窦表面骨质至半透明，进一步轮廓化三个半规管、面神经垂直段及二腹肌嵴。观察这些解剖结构之间的空间位置关系、相对大小等，解剖过程中需要全面考虑到这些结构的三维空间关系，避免顾此失彼

大号切削钻、中号磨光钻

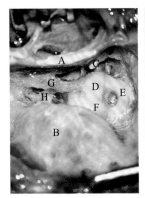

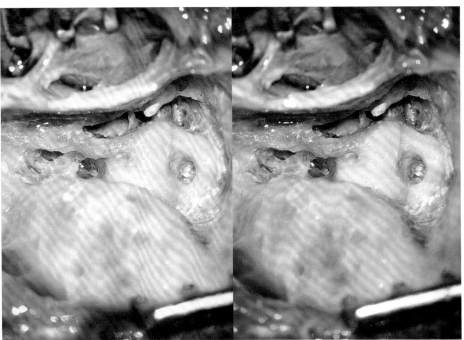

A. 外耳道后壁

B. 乙状窦

C. 砧骨短脚

D. 外半规管

E. 前半规管

F. 后半规管

G. 面神经垂直段

H. 颈静脉球外侧骨壁

磨除迷路下气房及面神经后、下气房（左）

颈静脉球位于面神经垂直段和二腹肌嵴的内侧，后半规管壶腹端和下鼓室的下方，大小不一，高低不等，解剖过程中应首先循乙状窦行程逐步探查，其次以面神经垂直段和后半规管为解剖标志，向内侧逐层磨除骨质，探查颈静脉球的位置

中号磨光钻

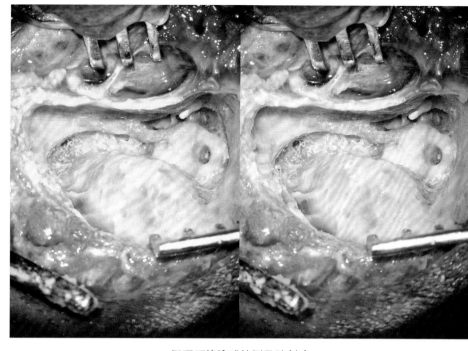
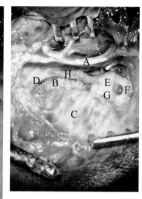

A. 外耳道后壁
B. 颈静脉球外侧骨壁
C. 乙状窦
D. 二腹肌嵴
E. 外半规管
F. 前半规管
G. 后半规管
H. 面神经垂直段

显露颈静脉球外侧骨壁(左)

循乙状窦磨除颈静脉球后下骨质、循面神经垂直段、二腹肌嵴磨除颈静脉球外侧骨质,以后半规管壶腹端为上界磨除颈静脉球上外侧骨质,初步定位颈静脉球。如遇乙状窦前移,则可先轮廓化乙状窦而后切除其表面骨板,使乙状窦充分塌陷,提供足够的操作空间。此外,颈静脉球管壁较薄,解剖过程中需使用磨光钻小心逐层磨除骨质,避免在同一处深入钻磨而造成钻头"扎"入颈静脉球
中号磨光钻

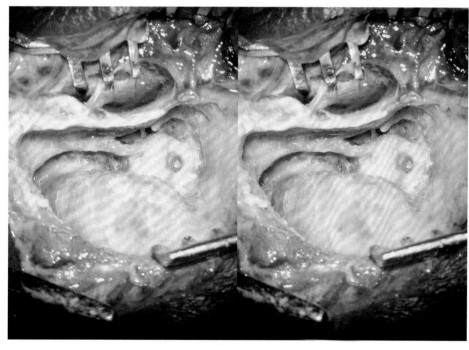
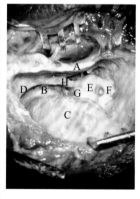

A. 外耳道后壁
B. 颈静脉球
C. 乙状窦
D. 二腹肌嵴
E. 外半规管
F. 前半规管
G. 后半规管
H. 面神经垂直段

显露颈静脉球(左)

完全切除颈静脉球外侧气房,磨薄骨质后即可显露颈静脉球,可见乙状窦全程及其下端向前上折起,形成膨大、上凸的颈静脉球,并可观察到颈静脉球与面神经垂直段、下鼓室、后半规管、乙状窦、颅后窝硬脑膜及二腹肌嵴关系密切
中号磨光钻

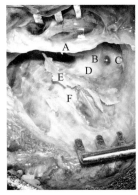

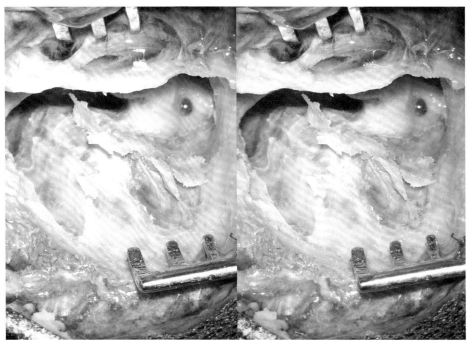

A. 外耳道后壁
B. 外半规管
C. 前半规管
D. 后半规管
E. 乙状窦表面骨板
F. 乙状窦

切除乙状窦表面骨板,显露血管壁(左)

以大号磨光钻逐层磨薄乙状窦表面骨板至其菲薄、有弹性,以锻炼术中精细操作和控制电钻的能力。最后以中耳剥离子向远离乙状窦的方向撬除菲薄的骨板,完整显露乙状窦

大号磨光钻、中耳剥离子

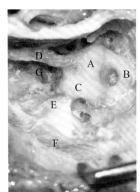

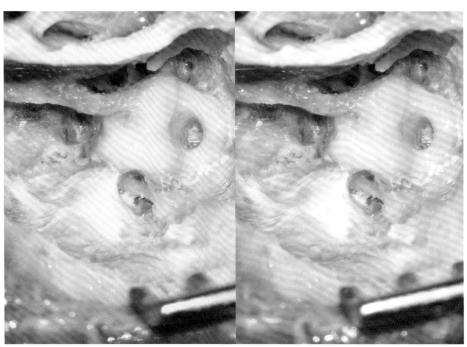

A. 外半规管
B. 前半规管
C. 后半规管
D. 面神经垂直段
E. 内淋巴囊
F. 塌陷的乙状窦
G. 颈静脉球

切除乙状窦、颈静脉球及颅后窝表面骨板(左)

继续切除乙状窦、颈静脉球及颅后窝表面骨板,未经灌注的标本剥离表层骨板后,乙状窦即塌陷(如上图)。术腔后部可见白色反光的内淋巴囊、内侧可见粉红色的面神经和黄色的骨迷路

大、中号磨光钻,中耳剥离子

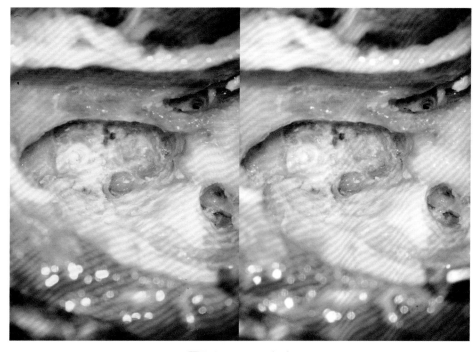
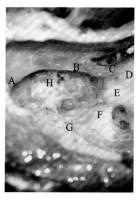

A. 二腹肌嵴

B. 面神经垂直段

C. 面神经锥曲段

D. 外半规管

E. 后半规管

F. 内淋巴囊

G. 塌陷的乙状窦

H. 颈静脉球

颈静脉球整体观（左）

彻底清除颈静脉球周围骨质，观察颈静脉球的毗邻关系：上方可见外耳道内端、下鼓室底壁、鼓岬（经面神经隐窝可见已开窗的鼓阶）、后半规管壶腹端及内耳道外端；外侧可见面神经垂直段，外下可见二腹肌嵴；后方为乙状窦、内淋巴囊及颅后窝硬脑膜

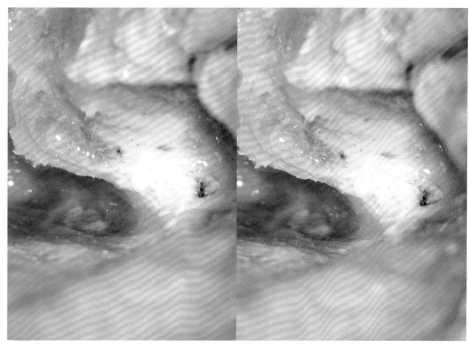
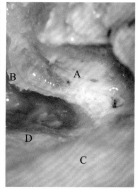

A. 颈静脉球

B. 颈静脉窝骨壁

C. 乙状窦

D. 颅后窝

颈静脉球（右）

此图显示右侧乙状窦及颈静脉球行程，其中可见颈静脉窝骨壁光滑，包容颈静脉球，颈静脉球壁菲薄，呈半透明状，解剖时需十分谨慎，避免操作过程中损伤颈静脉球壁

（孙　艺）

第七节　鼓室解剖
Anatomy of Tympanic Cavity

1. 鼓室六壁

(1) 外壁:又称鼓膜壁(membranous wall),由骨部及膜部构成,骨部较小,即鼓膜以上的上鼓室外侧壁;膜部较大,即鼓膜。

(2) 内壁:亦称迷路壁(labyrinthine wall),为内耳之外壁,内壁中央较大的膨凸称鼓岬,为耳蜗底周所在处。鼓岬后上方的小凹为前庭窗龛(vestibular window niche),其前后径和上下径分别为 3.3mm 和 1.8mm。前庭窗龛的底部为前庭窗,面积约 $3.2mm^2$,为镫骨足板及环状韧带所封闭。鼓岬后下方有一小凹,称蜗窗龛(cochlear window niche),蜗窗及蜗窗膜深居蜗窗龛内,面积约 $2mm^2$,它的位置与镫骨底板所在平面互成直角,蜗窗膜为耳蜗鼓阶的盲端。匙突(cochleariform process)位于前庭窗之前稍上方,为鼓膜张肌管的鼓室端向外弯曲形成,鼓膜张肌的肌腱以近似直角穿出匙突后附于锤骨柄与锤骨颈交界处的内侧。

(3) 前壁:亦称颈动脉壁(carotid wall),前壁下部以极薄的骨板与颈动脉相隔,骨壁可有缺损。前壁上部有 2 个口,上为鼓膜张肌半管开口,下为咽鼓管半管的鼓室口。

(4) 后壁:又称乳突壁(mastoid wall),上宽下窄,面神经垂直段通过此壁之内侧;后壁上部有鼓窦入口(aditus),上鼓室藉此与鼓窦相通;鼓窦入口之内侧偏下方、面神经锥曲段后上方有外半规管凸;鼓窦入口之底部有容纳砧骨短脚的小窝,名砧骨窝(incudial fossa);下内方,相当于前庭窗高度,有一锥状突起,名锥隆起(pyramidal eminence),内有小管,镫骨肌腱由此小管内穿出并附丽于镫骨颈后面;在锥隆起和鼓沟之间有鼓索小管的鼓室口,鼓索神经由此入鼓室。

鼓膜后缘后方的鼓室腔称后鼓室,内有鼓室窦(tympanic sinus)与面神经隐窝(facial recess)。

(5) 上壁:又名鼓室盖(tegmen tympanic),分隔鼓室与颅中窝,向后延伸为鼓窦盖。

(6) 下壁:又称颈静脉壁(jugular wall),为一狭小的薄骨板,分隔鼓室与颈静脉球,其前内方为颈动脉管后壁,内侧有一小孔,有舌咽神经鼓室支通过。

2. 鼓室内容物

(1) 听小骨(auditory ossicles):为人体最小的一组小骨,包括锤骨(malleus)、砧骨(incus)和镫骨(stapes)。

(2) 听小骨韧带(ossicular ligaments):包括锤骨上韧带(superior ligament of malleus)、锤骨前韧带(anterior ligament of malleus)、锤骨外侧韧带(lateral ligament of malleus)、砧骨上韧带(superior ligament of incus)、砧骨后韧带(posterior ligament of incus)和镫骨环状韧带(annular ligament of stapes)等,这些韧带共同将听小骨固定、悬挂于鼓室内。

(3) 鼓室肌肉:①鼓膜张肌(tensor tympani muscle)起自咽鼓管软骨部、蝶骨大翼和鼓膜张肌管壁处,其肌腱向后绕过匙突呈直角向外止于锤骨柄与锤骨颈交界处的内侧,由三叉神经下颌支的一小支司其运动;鼓膜张肌收缩时牵拉锤骨柄向内,增加鼓膜张力,以免鼓膜过度振动伤及内耳。②镫骨肌(stapedius muscle)起自鼓室后壁锥隆起内,其肌腱自锥隆起穿出后,向前下止于镫骨颈后方,由面神经的小分支司其运动;镫骨肌收缩时牵拉镫骨头向后,使镫骨足板以后缘为支点,前缘向外跷起,以减少内耳压力。

3. 鼓室隐窝与分隔

(1) 鼓室隐窝(recesses of tympanic cavity):鼓室内覆盖听小骨和韧带的鼓室黏膜形成了数个小黏膜隐窝,均开口于鼓室。①锤骨前、后隐窝:位于锤骨头、鼓室前壁和锤骨前、上韧带之间或锤骨上韧带之后;②砧骨上、下隐窝:位于砧骨短脚之上、下方;③鼓膜上隐窝:又名蒲氏间隙(Prussak's space),位于鼓膜松弛部和锤骨颈之间,上界为锤骨外侧韧带,下界为锤骨外侧突;④鼓膜前、后隐窝:分别位于鼓膜与锤前皱襞、锤后皱襞之间。

(2) 鼓室隔(tympanic diaphragm):中、上鼓室并非自由交通,而是被锤骨头及颈、砧骨体及短脚、锤骨前及外侧韧带、砧骨后韧带、砧骨内侧及外侧皱襞、鼓膜张肌皱襞、镫骨肌皱襞等结构所构成的鼓室隔隔开,鼓室隔有前、后二小孔能使中、上鼓室相通,分别称为鼓前峡(anterior tympanic diaphragm)和鼓后峡(posterior tympanic diaphragm)。由于鼓室诸隐窝及间隔的存在,致使中、上鼓室间通路狭小,黏膜肿胀时易被堵塞而导致各种病理变化;但另一方面,鼓室隐窝及间隔也可使感染、胆脂瘤等病变暂时被局限。

4. 鼓室黏膜　鼓室各壁、听小骨、肌腱、韧带和神经表面均有黏膜覆盖。黏膜向前与咽鼓管黏膜连续,后与鼓窦和乳突气房连续。中耳的黏膜,在后方为立方上皮或低柱状纤毛上皮覆盖,前部和下部为柱状纤毛上皮或假复层柱状纤毛上皮所覆盖。

5. 鼓室的血管与神经

(1) 鼓室的血管:动脉血液主要来自颈外动脉,其中上颌动脉的鼓室前动脉供应鼓室前部,耳后动脉的茎乳动脉供应鼓室后部及乳突,脑膜中动脉的鼓室上动脉及岩浅动脉供应鼓室盖及内侧壁,咽升动脉的鼓室下动脉供应鼓室下部及鼓室肌肉,颈内动脉的鼓室支供应鼓室前壁,鼓膜的外层由上颌动脉耳深支供给,鼓膜内层由上颌动脉的鼓室前动脉和茎乳动脉分支供给。

(2) 鼓室的神经主要包括:①鼓室丛(tympanic plexus),由舌咽神经的鼓室支(Jacobson 神经)和颈动脉交感神经丛的上、下颈鼓支(carotico-tympanic nerve)组成,位于鼓岬表面,司鼓室、咽鼓管及乳突气房黏膜的感觉;②支配鼓室内肌肉的神经;③通过鼓室的神经,面神经(facial nerve)及鼓索神经(chorda tympani nerve),鼓索神经自面神经垂直段的中部分出,在鼓索小管内向上向前,约于锥隆起的外侧进入鼓室,经砧骨长脚外侧和锤骨柄上部内侧、相当于鼓膜张肌附丽处下方,向前下方经岩鼓裂出鼓室,与舌神经联合终于舌前 2/3 处,司此部味觉。

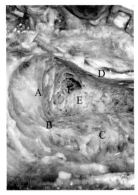

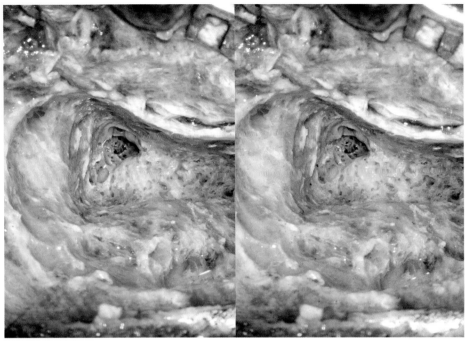

A. 乳突天盖
B. 窦脑膜角
C. 乙状窦
D. 外耳道后壁
E. 外半规管凸
F. 鼓窦入口

切除乳突,开放鼓窦入口(右)

轮廓化乳突腔、扩大鼓窦入口、显露砧骨短脚、开放上鼓室。上鼓室开放前要求彻底磨低窦脑膜角和乳突腔各缘的悬垂骨质,使乳突腔充分轮廓化,以提供开阔的视野。注意:①保持乳突腔各骨壁的完整性;②钻头应由内向外钻磨,如由外向内钻磨有可能因视线被钻头阻挡而伤及深部结构;③持续冲洗、保持术野清晰

大号切削钻、中号磨光钻

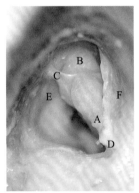

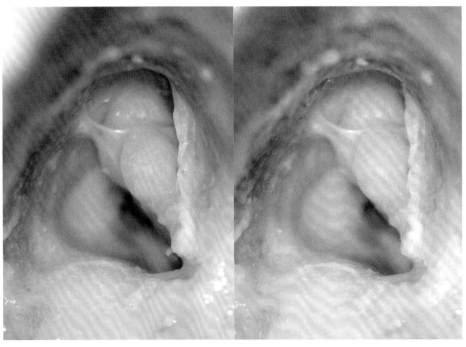

A. 砧骨短脚
B. 锤骨头
C. 砧骨上韧带
D. 砧骨窝
E. 鼓室盖
F. 上鼓室外侧壁

上鼓室后部(右)

通过鼓窦入口观察上鼓室,可见:上方为鼓室盖即颅中窝骨板,下方为砧骨窝与外半规管凸,外侧为外耳道内侧壁;上鼓室内可见锤砧关节、砧骨体及位于砧骨窝内的砧骨短脚,砧骨后韧带、砧骨上韧带及锤上皱襞清晰可见。扩大鼓窦入口的关键是选择合适的钻头,推荐使用直径为鼓窦入口宽度 1/2~2/3 的钻头,兼顾安全与效率

中号磨光钻

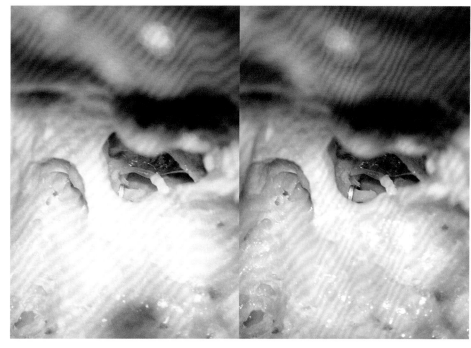
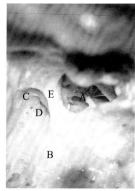

A. 鼓索神经
B. 外半规管凸
C. 鼓室盖
D. 鼓窦入口
E. "骨桥"

磨除部分外耳道后、上壁,显露"骨桥"(右)

由外向内切除外耳道后壁及上壁,保留上鼓室后上壁内侧部分,使其形成一位于上鼓室外侧的"骨桥",桥下方为完整的听骨链,桥前方为前拱柱,后方为后拱柱

中号切削钻、中号磨光钻

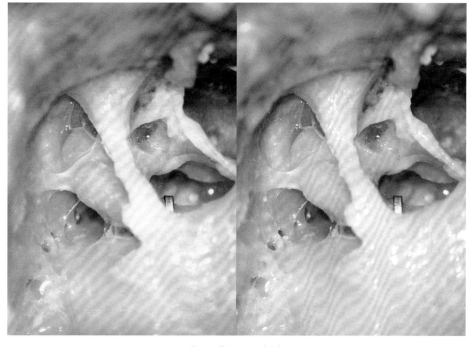
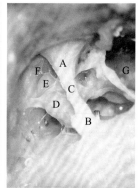

A. 前拱柱
B. 后拱柱
C. "骨桥"
D. 砧骨
E. 锤骨
F. 锤上皱襞
G. 鼓膜

"骨桥"与鼓室(右)

"骨桥"横亘于听骨链外侧,其本质为鼓室盾板的一部分。以中号磨光钻细心打磨"骨桥"至以钩针轻挑即可断开"骨桥"。此时不能以电钻直接磨断"骨桥",避免钻头难以控制,伤及内侧的听骨链,造成内耳损伤

中号磨光钻

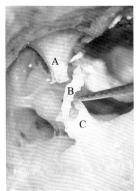

A. 前拱柱
B. 离断的"骨桥"
C. 后拱柱

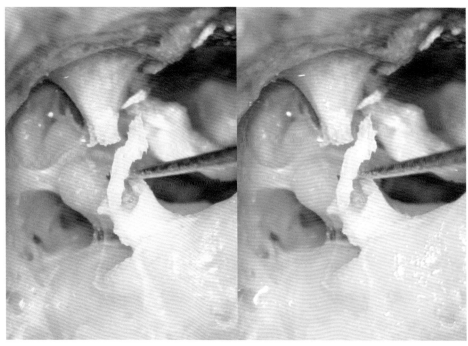

离断"骨桥"（右）

以直角钩针钩断被打磨得非常薄的"骨桥"，"断桥"之后即可充分显露鼓室及其内容物。钩针的可操控性较电钻好，安全系数也较大，但以钩针断桥的前提是已充分磨薄"骨桥"

直角钩针

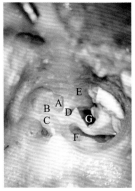

A. 上鼓室前隐窝
B. 锤骨
C. 砧骨
D. 鼓膜上隐窝
E. 外耳道前壁
F. 鼓索神经
G. 咽鼓管鼓室口

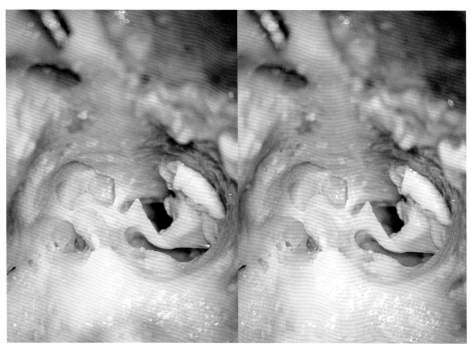

鼓室（右）

磨除"骨桥"，磨除残余的前、后拱柱，向前下掀起鼓膜，可见：①完整的听骨链及走行于锤骨柄与砧骨长脚之间的鼓索神经；②将听骨链稳定在鼓室中的听小骨韧带，如锤骨外侧韧带、砧骨上韧带、砧骨后韧带；③被听小骨、韧带、黏膜皱襞分隔的隐窝，如上鼓室前壁凹陷的上鼓室前隐窝和鼓膜内侧的鼓膜上隐窝（蒲氏间隙）。注意：向前磨除前拱柱至与外耳道前壁平齐即可，继续向前磨骨有显露下颌窝的风险

中号磨光钻、中耳剥离子

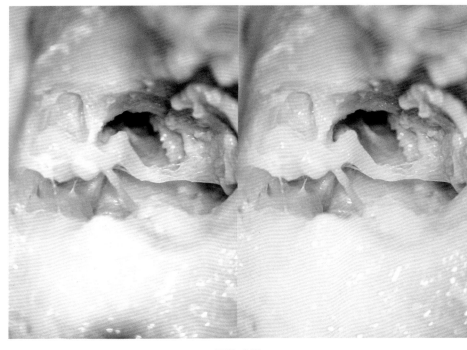
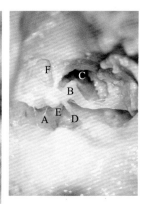

A. 面神经管凸
B. 锤骨
C. 咽鼓管鼓室口
D. 鼓索神经
E. 匙突
F. 上鼓室前隐窝

切除砧骨

以直角钩针分离砧镫关节与锤砧关节，游离并切除砧骨。可见锤骨周围韧带及皱襞，如锤骨上韧带、锤上皱襞、锤骨外侧韧带及匙突；位于锤骨头内侧、匙突上方的面神经管凸，其内走行面神经水平段

直角钩针、麦粒钳

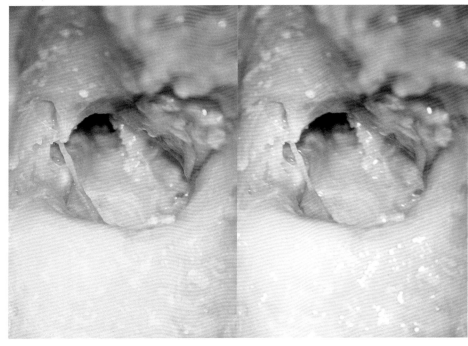
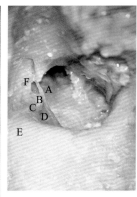

A. 鼓膜张肌半管
B. 匙突
C. 面神经管凸
D. 前庭窗龛
E. 外半规管凸
F. 齿突

切除锤骨（右）

剪断鼓膜张肌腱，游离并切除锤骨。可见鼓膜张肌半管位于鼓室前上方，其后依次为匙突与面神经水平段，部分标本面神经水平段与鼓膜张肌半管看似直接延续，其实面神经水平段经过匙突后向前走行于鼓膜张肌内侧，切勿混淆。部分颞骨锤骨头前方的天盖尚存在延伸至上鼓室的一道骨嵴，名齿突（cog），此嵴将上鼓室分为前、后两部分，靠前者称前上鼓室，为胆脂瘤好发部位

剥离子、麦粒钳

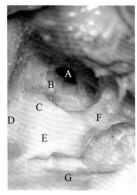

A. 咽鼓管鼓室口
B. 匙突
C. 外半规管
D. 前半规管
E. 后半规管
F. 面神经垂直段
G. 颅后窝硬脑膜

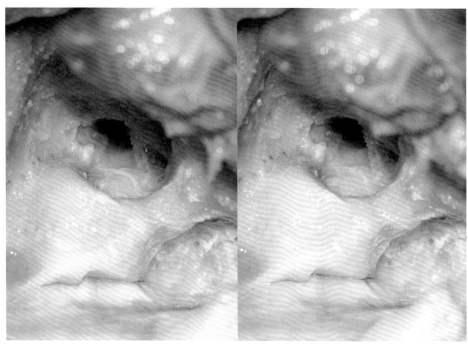

切除鼓索神经（右）

鼓索神经从外耳道后上壁穿出后行经锤骨柄与砧骨长脚之间,并经鼓室前方的岩鼓裂穿出鼓室进入颞下窝。以眼科剪剪除鼓室段鼓索神经,清除鼓室内所有内容物

眼科剪

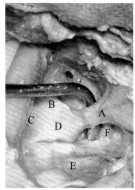

A. 面神经垂直段
B. 外半规管
C. 前半规管
D. 后半规管
E. 颅后窝硬脑膜
F. 颈静脉球

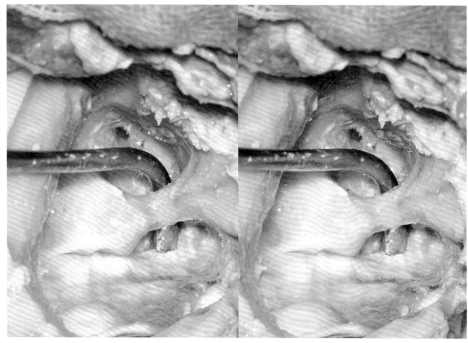

切除面神经内侧气房（右）

面神经垂直段内侧除下方的颈静脉球外无重要结构,对于侵入鼓室的鼓室体瘤,可在保留面神经垂直段骨桥的前提下切除其内侧的骨质,显露并切除肿瘤,从而减少对面神经的骚扰

中号磨光钻

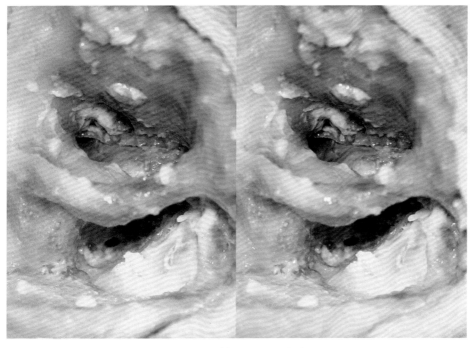
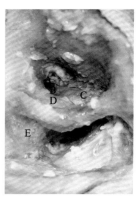

A. 咽鼓管残余骨管
B. 颈内动脉水平段
C. 颈内动脉垂直段
D. 鼓岬
E. 内耳道

显露内耳道与颈内动脉（右）

颈内动脉经岩部下方的颈内动脉外口进入颞骨后于耳蜗前下方折向前内方，移行为颈内动脉水平段，颈内动脉与咽鼓管之间的骨板极薄，且可有先天缺损。解剖时，以中号磨光钻自上向下逐层切除鼓岬前方、咽鼓管鼓室口下方的骨壁，显露颈内动脉垂直段，循颈内动脉垂直段向前内追踪以显露颈内动脉水平段

中号磨光钻

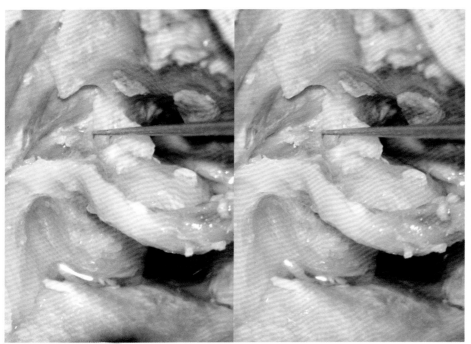
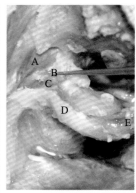

A. 颅中窝硬脑膜
B. 岩浅大神经
C. 面神经膝状神经节
D. 面神经水平段
E. 面神经垂直段

岩浅大神经（右）

切除鼓室盖，沿面神经水平段向前追踪，显露面神经膝状神经节，切除膝状神经节前外侧骨质，可显露自面神经膝状神经节发出的岩浅大神经，岩浅大神经向前经翼管神经汇入蝶腭神经节，节后神经纤维分布于泪腺及鼻腔黏液腺和鼻腔血管壁

中、小号磨光钻、直角钩针

（孙宝春）

第八节　听骨链解剖
Anatomy of Ossicular Chain

听小骨（auditory ossicle）包括锤骨（malleus）、砧骨（incus）和镫骨（stapes），是人体中最小的三块骨，三者通过关节连接形成一个连接鼓膜与前庭窗的听骨链（ossicular chain），听骨链作为一个整体介导声音的传播。听骨链从力学上可以视为一个完整的杠杆：运动轴位于锤前韧带与砧骨短脚的连线上，锤骨柄及砧骨长突分别为杠杆的长臂和短臂，在运动轴的两侧，听小骨的质量大致相等；当鼓膜的振动传至锤骨柄的尖端时，锤骨柄内移，锤骨头与砧骨体绕运动轴外转，位于转轴下方的砧骨长突及镫骨与锤骨柄运动方向一致。

鼓膜、听骨链、前庭窗所形成的中耳声阻抗匹配系统有效的满足了人类对声音感知的需求。我们已知内耳淋巴液的声阻抗是空气的 3800 倍，即声音由空气传导至液体时将损失 99.9% 声能，相当于约 30dB 声能。中耳可通过如下机制补偿损失的声能：鼓膜有效振动面积与镫骨足板面积差提高声压 14~17 倍，听骨链杠杆作用提高声压 1.3 倍，合计：17（振动面积差）× 1.3（听骨链杠杆）=22.1 倍，相当于 27dB；或，14（振动面积差）× 2（鼓膜及听骨链杠杆合计增压效率）=28 倍，相当于 30dB，即中耳声阻抗匹配作用基本补偿了损失的 30dB 声能。

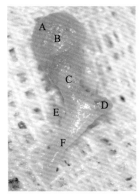

A. 锤骨头
B. 关节面
C. 锤骨颈
D. 外侧突（锤骨短突）
E. 前突（锤骨长突）
F. 锤骨柄

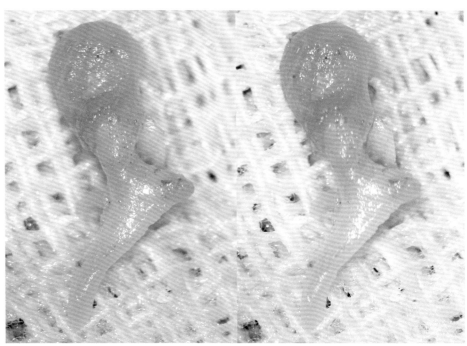

锤骨

锤骨可分为头、颈、前突、外侧突和柄。锤骨头长约 3.5mm，锤骨柄长约 4.6mm，柄与颈间的夹角约 130°。锤骨头位于上鼓室，通过马鞍形的关节面与砧骨构成锤砧关节。锤骨头下方细窄的部分为锤骨颈，下接锤骨柄。锤骨柄向前外与鼓膜相接，末端与鼓膜脐部重叠。自锤骨颈凸向前方的为前突（锤骨长突），有锤骨前韧带与之相连，锤骨柄上端凸向外侧的结构为外侧突（锤骨外侧突），分别有锤骨前襞与锤骨后襞与之相连

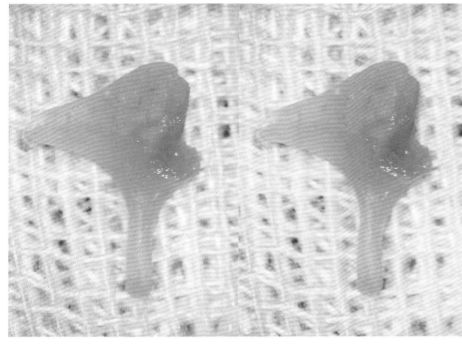

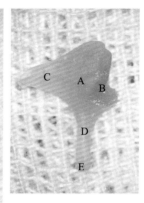

A. 砧骨体
B. 关节面
C. 砧骨短脚
D. 砧骨长脚
E. 豆状突

砧骨

砧骨连接锤骨和镫骨,可分为体、短脚与长脚三部。砧骨体厚约 2mm,长脚长约 7mm,短脚长约 5mm,长、短脚夹角约 100°。砧骨体居上鼓室,前方有鞍状关节面与锤骨相接,形成锤砧关节。短脚位于鼓窦入口底部的砧骨窝内。长脚沿锤骨柄后内侧下降,末端向内屈曲形成豆状突,与镫骨头相接,形成砧镫关节

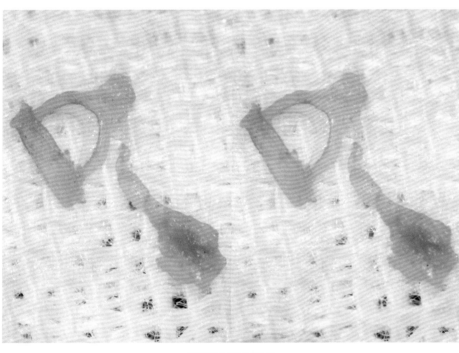

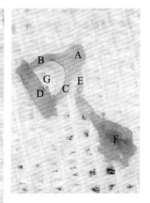

A. 镫骨头
B. 前脚
C. 后脚
D. 镫骨底板
E. 镫骨肌腱
F. 镫骨肌
G. 闭孔

镫骨及其附属结构

镫骨为最小的听小骨,形如马镫,分头、颈、前脚、后脚和底板。镫骨高约 3.2mm,镫骨底板的长、宽约为 2.9mm 与 1.3mm。镫骨头向外与豆状突形成砧镫关节,颈部较短,其后有镫骨肌腱附着。前脚较直、略短,后脚微曲、较长。镫骨底板为椭圆形薄板,与周围的镫骨环状韧带共同封闭前庭窗。镫骨肌位于面神经垂直段内侧骨管内,其肌腱穿出锥隆起后附着于镫骨颈部(闭孔:指镫骨前、后脚与镫骨底板围成的孔洞)

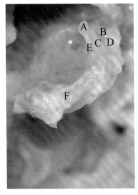

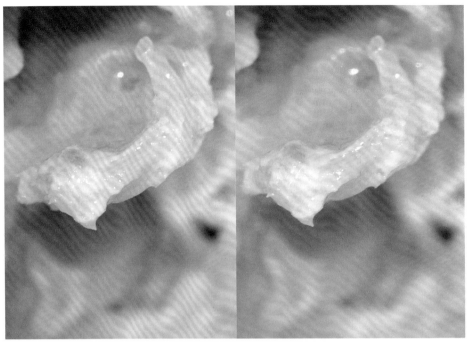

A. 镫骨头
B. 前脚
C. 后脚
D. 镫骨底板
E. 镫骨肌腱
F. 镫骨肌

镫骨及镫骨肌(左)

经耳后径路,前移面神经垂直段,磨除面神经内侧骨质即可显露镫骨肌。镫骨肌位于锥隆起后外下方、面神经垂直段内侧的骨管内,镫骨肌腱经锥隆起穿出后附着于镫骨颈后方。镫骨肌为鼓膜张肌的拮抗肌,可牵拉镫骨头后移,并使镫骨底板以后缘为支点,前部向外翘起,远离前庭窗。面神经发出镫骨肌支支配镫骨肌,是形成镫骨肌声反射的解剖学基础

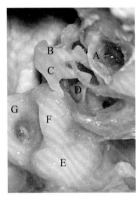

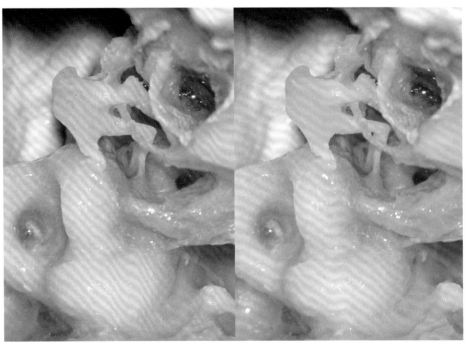

A. 鼓膜
B. 锤骨
C. 砧骨
D. 镫骨
E. 后半规管
F. 外半规管
G. 前半规管

听骨链(右)

3 个听小骨借关节、韧带互相连结形成听骨链。锤骨柄直接与鼓膜相接,锤骨头与砧骨体形成锤砧关节,砧骨短脚位于外半规管前外方的砧骨窝内,砧骨长脚的豆状突与镫骨头形成砧镫关节,镫骨底板覆盖前庭窗,镫骨肌腱穿出锥隆起后附着于镫骨颈后部

(黄莎莎)

第九节　蜗窗龛与蜗水管解剖
Anatomy of Round Window Niche and Cochlear Aqueduct

蜗窗龛(cochlear window niche)位于鼓室内壁的后下方,外形似一囊袋,蜗窗龛宽度平均为1.66mm,深度平均为1.34mm。蜗窗居于蜗窗龛内,蜗窗与蜗窗龛口所在平面近似相互垂直,蜗窗膜为蜗窗龛骨缘所遮盖,因此,欲显露蜗窗膜,须先行磨除蜗窗龛部分上缘和前缘。

蜗窗膜(cochlear window membrane)坚韧而菲薄,包括三层:外层为与鼓室黏膜相延续的黏膜层,中层为结缔组织,内层为菲薄的内膜层。正常人蜗窗膜平均面积约2mm^2,厚度约70μm,横径平均值为1.14mm,上下径平均约1.65mm。蜗窗膜下缘至后壶腹神经近端的距离平均为1.19mm,鼓膜脐到蜗窗的平均距离约3.44mm。蜗窗膜对维持中耳和内耳正常生理功能具有重要作用,当其发生破裂、厚度增加、弹性降低、位置异常、通透性改变和顺应性失常等变化时,可能会诱发突发性聋、感音神经性聋及外淋巴瘘等一系列疾病。

蜗水管(cochlear aqueduct)位于内耳道口的下方,走行于内耳道与颈静脉球之间,蜗水管长约10mm。蜗水管外口狭窄,位于岩部下面颈静脉窝前内和颈内动脉管外口之间的三角形小凹内,紧邻舌咽神经之岩神经节;内口呈漏斗形,与耳蜗底周鼓阶以界膜(limiting membrane)相隔,阻止脑脊液直接进入外淋巴液。

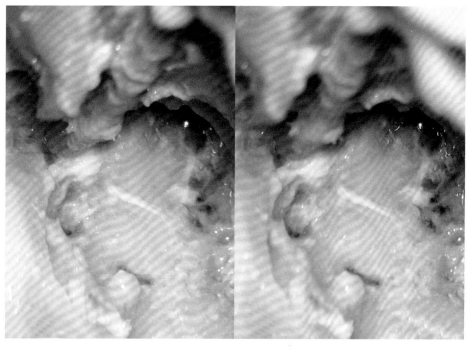
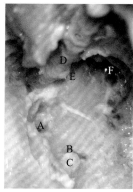

A. 前庭窗
B. 蜗窗龛
C. 锥隆起
D. 前移的面神经
E. 鼓膜张肌半管
F. 咽鼓管鼓室口

游离、前移面神经,显露蜗窗龛区(标本1,右)

切除鼓室内结构,游离并前移面神经垂直段与水平段,可见鼓室内侧的前庭窗、鼓岬、蜗窗龛及前方的咽鼓管鼓室口。施行蜗窗区手术时,常需磨除蜗窗龛上缘和前缘的部分骨质,以充分显露蜗窗。蜗窗龛平均深1.34mm,因此,应避免一次磨除龛缘骨质过多,以免伤及蜗窗膜,甚至开放鼓阶

小号磨光钻

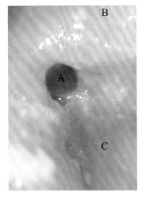

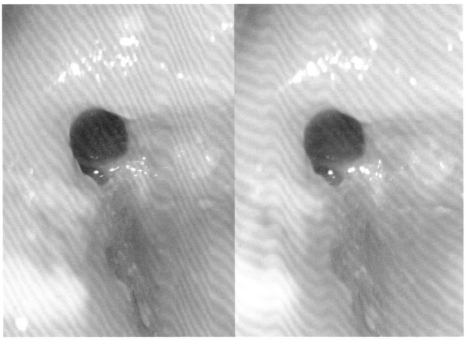

A. 蜗窗膜
B. 鼓岬
C. 蜗水管

蜗窗及蜗水管内口（右）

蜗窗为耳蜗鼓阶盲端,深居蜗窗龛内并为蜗窗膜所封闭。剥离覆盖蜗窗龛的鼓室黏膜,磨除蜗窗龛上缘及前缘部分骨质即可见到菲薄、坚韧、半透明的蜗窗膜。进一步磨除蜗窗下、内侧骨质,即可显露出细小、绵长的蜗水管
小号磨光钻

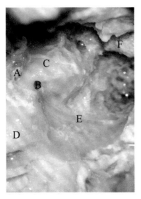

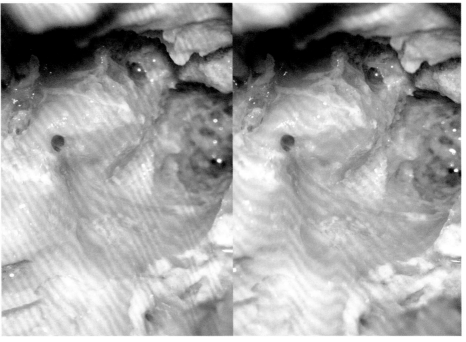

A. 前庭窗
B. 蜗窗膜
C. 鼓岬
D. 后半规管
E. 蜗水管
F. 颈内动脉

蜗水管全程（右）

以蜗窗膜附近已显露的蜗水管为标志,向内下方小心追踪,直至蜗水管全程显露。蜗水管以峡部为界分为岩骨段与听囊段,全长约 10mm。蜗水管内口位于蜗窗周围,外口位于颈静脉窝与颈内动脉管外口内侧的三角形骨凹内
小号磨光钻

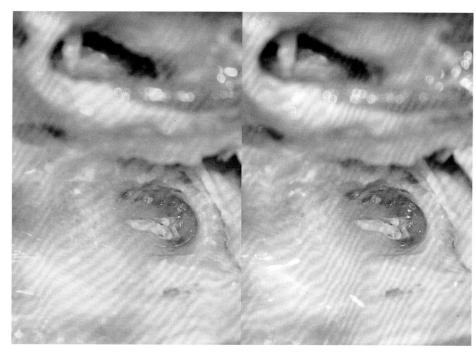

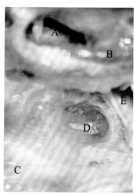

A. 鼓岬
B. 面神经垂直段
C. 颅后窝硬脑膜
D. 蜗水管外口
E. 开放的颈静脉球

蜗水管外口（标本 2、右）

以开放的颈静脉球为标志，磨除颈静脉球上、内方骨质，显露蜗水管外口。蜗水管外口呈喇叭口状，平均宽 2.64mm。第Ⅸ、Ⅹ、Ⅺ脑神经位于蜗水管内下方，特别是第Ⅸ脑神经与蜗水管外口的距离仅 0.70~1.56mm，术中一旦发现蜗水管显露，即需特别小心，以免误伤其下的第Ⅸ脑神经

小号磨光钻

（张秀强）

第十节　耳蜗解剖
Anatomy of Cochlea

耳蜗(cochlea)形似蜗牛壳,由中央的蜗轴和周围的骨蜗管组成,位于前庭前下方,内藏听觉感受器。耳蜗绕蜗轴螺旋状盘旋 2½~2¾ 周,高约 5mm,底部宽约 9mm,螺旋蜗管全长 30~33mm。左、右侧耳蜗旋转方向相反,以左、右手示意:双手握拳,拇指与四指垂直,掌面向上,拇指指向外、前、下方,此时四指弯曲的方向即代表同侧耳蜗旋转的方向,拇指指示方位即为蜗轴的走行方向(前、下、外)。耳蜗毗邻复杂,前下方有颈内动脉通过,前方为咽鼓管鼓室口,上方有鼓膜张肌半管及面神经水平凸,耳蜗内侧上方有面神经迷路段,后方为内耳道底,耳蜗底周凸入中鼓室形成鼓岬。

蜗轴(cochlear axis)为耳蜗内的中空骨管,其内容纳听神经。蜗轴发出的骨螺旋板及连接骨螺旋板与耳蜗外侧壁的基底膜随耳蜗一同旋转;骨螺旋板及基底膜将耳蜗分为上、下两腔,上腔又被前庭膜分为两部分,故横截面上耳蜗共分 3 个腔:前庭阶(scala vestibuli)、中阶(scala media)与鼓阶(scala tympani)。中阶又名膜蜗管,充满内淋巴,两端皆为盲端,蜗顶与前庭端分别称顶盲端与前庭盲端,中阶借连合管与球囊相沟通。前庭阶通过前庭窗及镫骨底板与中耳相隔,在蜗顶处通过蜗孔与鼓阶连通。鼓阶止于耳蜗底周盲端,并通过蜗窗龛内的蜗窗膜与中耳相隔。在耳蜗底周鼓阶下壁接近蜗窗处有蜗水管内口,蜗水管外口位于岩部下面颈静脉窝和颈内动脉管之间的三角凹内。

蜗孔(helicotrema)由骨螺旋板顶端形成的螺旋板沟、蜗轴顶端形成的蜗轴板及膜蜗管盲端共同围成,为鼓阶与前庭阶的分界与沟通处。耳蜗管径越向顶部直径越小,骨螺旋板却逐渐变窄、基底膜不断增宽,听弦的振动幅度及固有频率也发生相应改变,从而构成耳蜗感受不同频率声波的解剖学基础(耳蜗底部感受高频声信号,顶部感受低频声信号)。

螺旋小管(Rosenthal's canal)位于蜗轴与骨螺旋板相接处,其内容纳螺旋神经节(cochlear spiral ganglion)。螺旋神经节为蜗神经的第一级神经元,根据形态将螺旋神经节细胞分为两型:Ⅰ型神经元占神经节细胞总数的 90%~95%,属双极神经元,Ⅱ型神经元占总数的 5%~10%,为假单极神经元。螺旋神经节细胞周围突在底周和中周约 1.5 周的范围内穿过螺旋孔进入 Corti 器,顶周的神经纤维则通过蜗轴的中央管到达 Corti 器,其中枢突经内耳道底的终板形成蜗神经(cochlear nerve)。蜗神经外层由来自耳蜗底周的神经纤维组成,传送高频声音刺激产生的神经冲动,而来自耳蜗顶周传送低频声音信号的神经纤维位于蜗神经的中心。

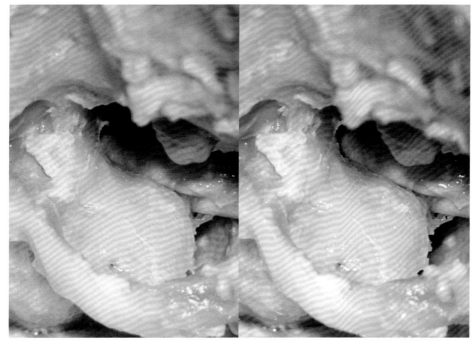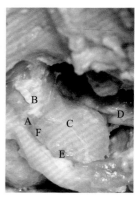

A. 面神经水平段

B. 匙突

C. 鼓岬

D. 颈内动脉

E. 蜗窗龛(部分)

F. 前庭窗(部分)

切除鼓室内结构(标本 1、右)

切除外耳道后壁、上鼓室外侧壁、鼓室前下壁及鼓室内结构,磨除颈内动脉骨性管壁,见鼓室中部膨隆的鼓岬,蜗窗龛(图中为鼓室黏膜遮蔽)及前庭窗(部分)分别位于鼓岬的后下及后上,鼓岬上方有面神经水平段、匙突和鼓膜张肌半管。显露鼓岬前方的颈内动脉,见颈内动脉与咽鼓管仅以菲薄骨板相隔,故行咽鼓管鼓室口搔刮时应轻柔操作,以免伤及颈内动脉

小号磨光钻、中耳剪、中耳剥离子

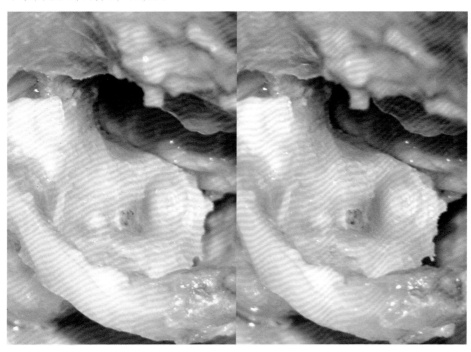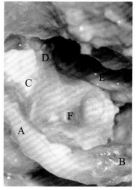

A. 外半规管残迹

B. 面神经垂直段

C. 匙突

D. 鼓膜张肌半管

E. 颈内动脉

F. 耳蜗底周

切除鼓岬,部分显露耳蜗底周

蜗窗龛内的蜗窗为耳蜗鼓阶盲端,以蜗窗为标志磨除鼓岬前下方部分骨质即可显露耳蜗底周。注意:务必使钻头平行于耳蜗底周走行方向,逐层磨除骨质,接近耳蜗腔时可观察到半透明的耳蜗骨壁

中、小号磨光钻

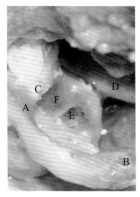

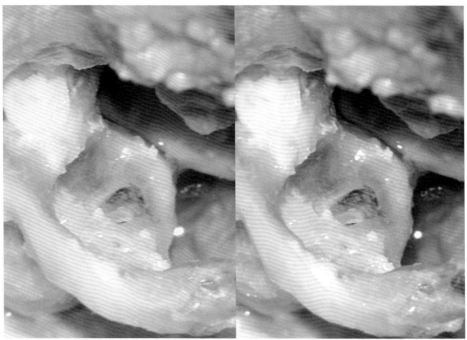

A. 面神经水平段
B. 面神经垂直段
C. 匙突
D. 颈内动脉
E. 耳蜗底周
F. 耳蜗中周骨壁

显露耳蜗底周(右)

以蜗窗龛为解剖标志,平行耳蜗旋转方向,逐层磨除鼓岬骨质即可显露耳蜗底周。以底周为解剖标志磨除其前上方骨质,显露耳蜗中周及顶周,同样的,磨骨方向须平行于耳蜗走行方向,逐层磨除骨质

中、小号磨光钻

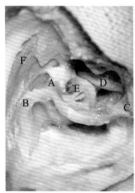

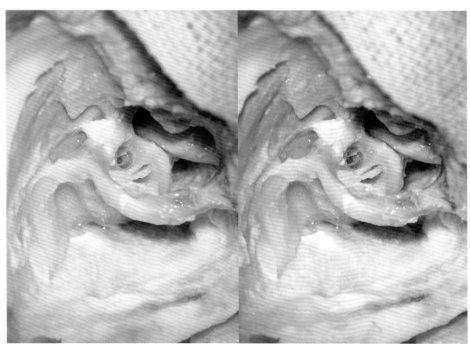

A. 膝状神经节
B. 前半规管残迹
C. 茎乳孔
D. 颈内动脉
E. 耳蜗
F. 颅中窝硬脑膜

完全开放的耳蜗及其周围结构(右)

耳蜗前方为颈内动脉,前上方为鼓膜张肌半管,上方为匙突和面神经水平段,后内为内耳道底。图中尚可见前半规管残迹。膝状神经节与颅中窝底仅以菲薄骨板相隔,并于颅中窝底的面神经裂处发出岩浅大神经。如胚胎期颈内动脉发育不良,或颈内动脉骨管后天缺损(外伤、年老退化等),则颈内动脉可异位至鼓岬下表面,形成异位颈内动脉、假性动脉瘤等

中号及小号磨光钻

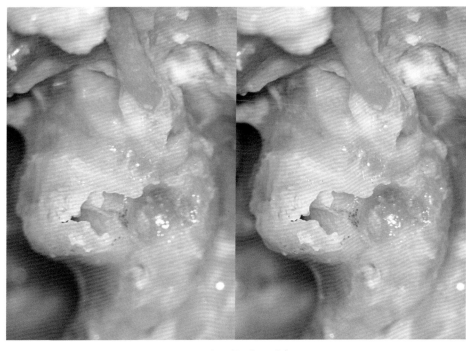
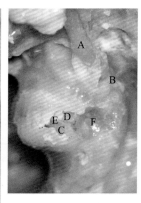

A. 向前翻起的面神经
B. 膝状神经节
C. 鼓阶及蜗窗残迹
D. 前庭阶
E. 骨螺旋板及基底膜
F. 前庭内侧壁(内耳道底)

耳蜗底周(标本2、左)

(颞下窝 A 型径路)前移面神经,切除半规管及前庭,磨除迷路下方骨质,轮廓化内耳道,可见轮廓化的耳蜗底周位于内耳道底外侧。上图为左侧耳蜗,其管腔走行方向与左手握拳方向相同,并可见耳蜗底周的前庭阶、鼓阶、骨螺旋板、基底膜以及位于耳蜗中心的蜗轴

钩针、小号磨光钻

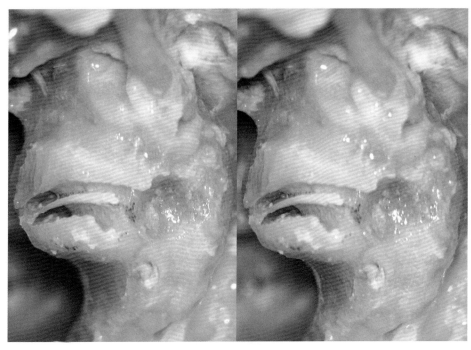
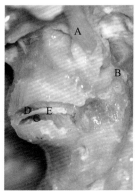

A. 面神经
B. 膝状神经节
C. 鼓阶
D. 前庭阶
E. 骨螺旋板及基底膜

显露耳蜗底周(左)

小心磨除耳蜗底周外侧骨壁,显露耳蜗底周内结构,可见骨螺旋板及基底膜将耳蜗底周分为上腔(前庭阶与中阶)和下腔(鼓阶)

小号磨光钻、钩针

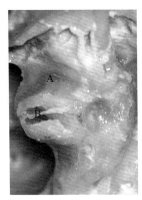

A. 耳蜗中周及顶周骨壁
B. 耳蜗底周

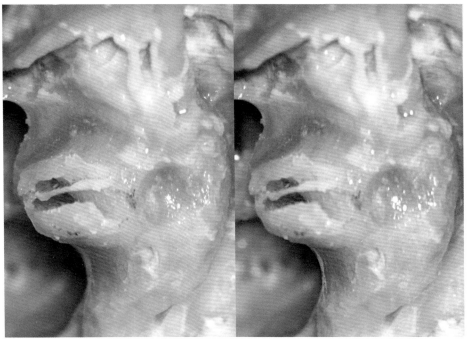

磨除耳蜗中周及顶周骨壁（左）

以已开放的耳蜗底周为解剖标志,同前述方法,循耳蜗旋转方向逐层磨除耳蜗中周及顶周外侧骨壁
小号磨光钻

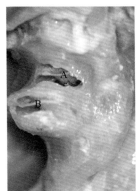

A. 耳蜗中周
B. 耳蜗底周

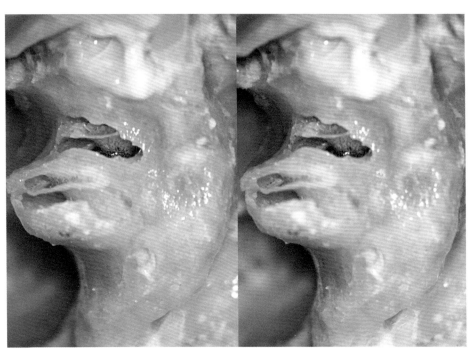

显露耳蜗中周（左）

用小号磨光钻逐层磨除中周外侧壁骨质,显露耳蜗中周及其内的解剖结构,同时可见居于耳蜗正中的蜗轴
小号磨光钻

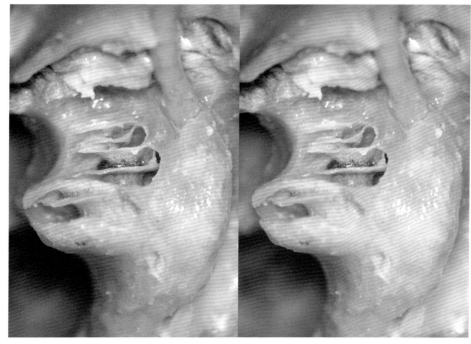

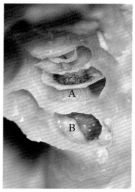

A. 前移的面神经水平段
B. 面神经膝状神经节
C. 底周
D. 中周
E. 顶周
F. 轮廓化的内耳道

完全显露耳蜗内部结构(左)

切除耳蜗外侧骨壁,完全显露耳蜗内结构,可见旋转 2½~2¾ 周的耳蜗、位于耳蜗中心的蜗轴

小号磨光钻

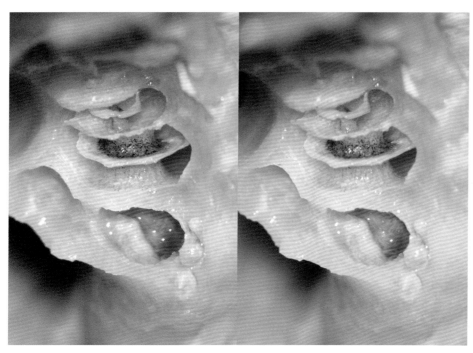

A. 蜗轴
B. 蜗神经纤维

磨除蜗轴骨壁,显露蜗神经纤维(左)

用小号磨光钻磨除耳蜗底周处蜗轴外侧骨壁,可见蜗轴为一中空骨管,其内容纳蜗神经纤维(螺旋神经节细胞中枢突)

小号磨光钻、钩针

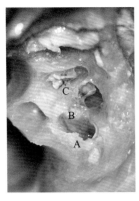

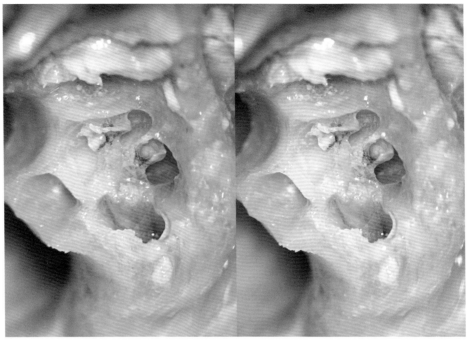

A. 分布于底周的蜗神经
纤维
B. 分布于中周的蜗神经
纤维
C. 蜗孔区

完全显露的蜗神经纤维

完全切除蜗轴外侧骨壁,显露其内的蜗神经(纤维)。蜗神经的神经元胞体螺旋神经节位于蜗轴的螺旋小管内,其周围突经骨螺旋板内通道,穿过神经孔进入 Corti 器,中枢突远离终器形成蜗神经纤维,蜗神经纤维随骨螺旋板旋转分布并于蜗轴内汇合为蜗神经。上图可见传导低频声音信号的神经纤维位于蜗神经中心,传导高频声音信号的神经纤维位于蜗神经外周
小号磨光钻

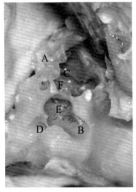

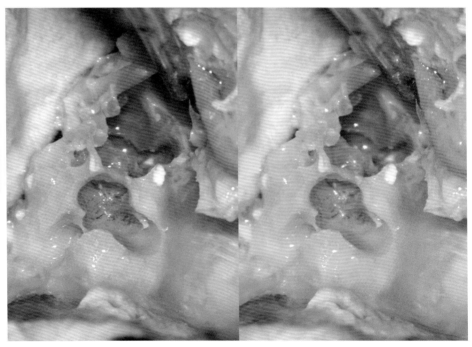

A. 上、外半规管壶腹端
B. 后半规管壶腹端
C. 耳蜗
D. 总脚
E. 椭圆囊隐窝
F. 球囊隐窝

耳蜗与前庭(标本 3,右)

游离并前翻面神经,磨除半规管、前庭外侧壁及耳蜗骨壁,可见:前庭内侧壁为前庭嵴分为后上的椭圆囊隐窝与前下的球囊隐窝,两窝分别容纳椭圆囊及球囊。前庭池向前下与耳蜗前庭阶相通,容纳外淋巴

(金占国)

第十一节　人工耳蜗植入术
Cochlear Implantation

正常情况下,人类内耳毛细胞可因声波引起基底膜振动而产生动作电位,经听神经传入听觉中枢即可产生听觉。因各种病因引起毛细胞功能损害或丧失、无法产生有效的动作电位以刺激听觉中枢时,称为感音性聋;因听神经、听觉传导通路或听觉中枢病变引起的听力下降,称为神经性或中枢性聋。人工耳蜗即人们针对感音性聋而设计的神经植入体,对于听神经受损而脑干以上神经通路完好的患者,听觉脑干植入亦有一定的作用。

目前,在世界范围内广泛使用的成熟的人工耳蜗产品多来自澳大利亚 Cochlear 公司、奥地利 MED-EL 公司及美国 Advanced Bionics 公司,每家公司各有数款不同型号的成熟产品。国产人工耳蜗如杭州诺尔康、沈阳爱益声、上海力声特等也广泛应用于临床。人工耳蜗产品的外形依型号不同而差异较大,但基本都包括体外(麦克风、言语处理器、传送线圈)和体内(接受 - 刺激器、耳蜗电极、参考电极)两部分。人工耳蜗植入术即是将人工耳蜗体内部分通过手术方法植入人体的过程。人工耳蜗植入术的基本步骤包括乳突切除、面神经隐窝显露、制作 Receiver/Stimulator(RS)植入床、耳蜗开窗、电极植入、术腔封闭等。

《人工耳蜗植入工作指南(2013)》

中华耳鼻咽喉头颈外科杂志编辑委员会
中华医学会耳鼻咽喉头颈外科学分会
中国残疾人康复协会听力语言康复专业委员会

一、人工耳蜗植入术的适应证

1. 语前聋患者的选择标准:①植入年龄通常为 12 个月 ~6 岁。植入年龄越小效果越佳,但要特别预防麻醉意外、失血过多、颞骨内外面神经损伤等并发症。目前不建议为 6 个月以下的患儿植入人工耳蜗,但脑膜炎导致的耳聋因面临耳蜗骨化的风险,建议在手术条件完备的情况下尽早手术。6 岁以上的儿童或青少年需要有一定的听力言语基础,自幼有助听器配戴史和听觉言语康复训练史。②双耳重度或极重度感音神经性聋。经综合听力学评估,重度聋患儿配戴助听器 3~6 个月无效或者效果不理想,应行人工耳蜗植入;极重度聋患儿可考虑直接行人工耳蜗植入。③无手术禁忌证。④监护人和(或)植入者本人对人工耳蜗植入有正确的认识和适当的期望值。⑤具备听觉言语康复教育的条件。

2. 语后聋患者的选择标准:①各年龄段的语后聋患者;②双耳重度或极重度感音神经性聋,依靠助听器不能进行正常听觉言语交流;③无手术禁忌证;④植入者本人和(或)监护人对人工耳蜗植入有正确的认识和适当的期望值。

二、人工耳蜗植入术的禁忌证

1. 绝对禁忌证　内耳严重畸形,例如 Michel 畸形;听神经缺如或中断;中耳乳突急性化脓性炎症。

2. 相对禁忌证　癫痫频繁发作不能控制;严重精神、智力、行为及心理障碍,无法配合听觉言语训练。

三、听力学入选标准

1. 语前聋患者　需进行主观和客观综合听力学评估。客观听力学评估:短声 ABR 反应阈值 >90dB nHL,40Hz 听觉事件相关电位 1000Hz 以下反应阈值 >100dB nHL,听性稳态反应 2000Hz 及以上频率阈值 >90dB nHL;耳声发射双耳均未通过(听神经病患者除外)。主观听力学评估:行为测听裸耳平均阈值 >80dB HL;2000Hz 以上频率助听听阈 >50dB HL;助听后言语识别率(闭合式双音节词)得分 ≤70%,对于不能配合言语测听者,经行为观察确认其不能从助听器中获益。

2. 语后聋患者　双耳纯音气导平均听阈 >80dB HL 的极重度听力损失;助听后听力较佳耳的开放短句识别率 <70% 的重度听力损失。

3. 残余听力　低频听力较好,但 2000Hz 及以上频率听阈 >80dB HL,配戴助听器不能满足交流需要者,可行人工耳蜗植入;对于检测不到任何残余听力的患者,应向本人或监护人说明术后听觉康复效果欠佳的风险。

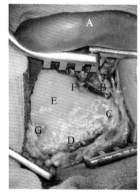

A. 耳廓
B. 外耳道皮瓣
C. 乳突尖
D. 乳突后缘
E. 颞线
F. 筛区
G. 顶切迹

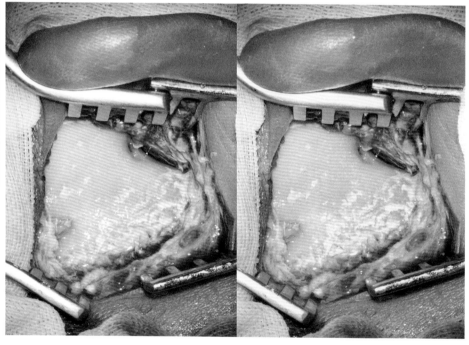

耳后切口(右)

上起耳廓附着处上缘,下至乳突尖,做耳后弧形切口。切口距耳后沟的距离:上端 0.5cm,中段 1.5~2.0cm,下端 1.2cm,切透皮肤、皮下组织直至乳突骨皮质,以骨膜剥离子向前分离耳后皮瓣,并以乳突牵开器显露乳突区。重要的解剖标志有:外耳道后壁、外耳道上棘、筛区、颞线、乳突尖、顶切迹等

手术刀、骨膜剥离子、乳突牵开器

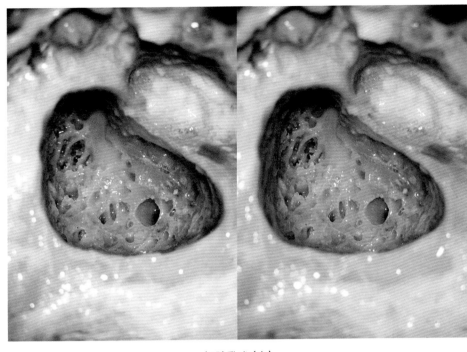

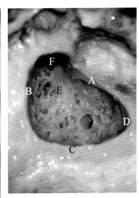

A. 外耳道
B. 乳突天盖
C. 乳突后缘
D. 乳突尖
E. 外半规管凸
F. 鼓窦入口

切除乳突（右）

因植入人工耳蜗的患者乳突多数正常，故而在充分显露术野的前提下应尽量保留原有的正常结构。具体步骤：切除乳突部分气房，显露鼓窦及鼓窦入口，明确外半规管位置，显露砧骨短脚，削薄外耳道后壁，适度显露乳突腔后部及下部。注意保留乳突腔边缘的骨缘以固定电极导线

大号切削钻、中号磨光钻

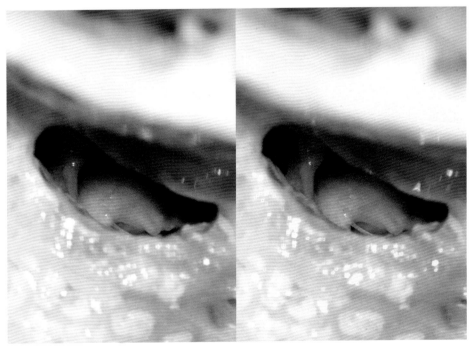

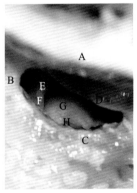

A. 外耳道后壁
B. 后拱柱
C. 面神经骨管
D. 鼓索神经小管
E. 砧镫关节
F. 镫骨肌腱
G. 鼓岬
H. 蜗窗龛

开放面神经隐窝，显露鼓岬及蜗窗龛（右）

微创人工耳蜗植入术强调微创与耳蜗功能保留，所采用的蜗窗前下入路或蜗窗膜入路需要向下方扩大开放面神经隐窝，以显露鼓室后下方的蜗窗龛

中号磨光钻、小号磨光钻、直角钩针

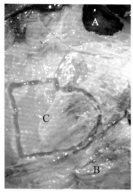

A. 乳突腔
B. 颞肌
C. MED-EL 人工耳蜗植入
床轮廓

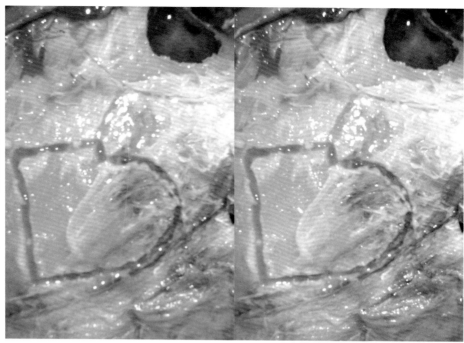

确定植入床及电极槽位置（右，MED-EL）

以耳后沟为纵轴，以与之垂直且通过外耳道的横线为横轴，植入床中心位于后上象限角平分线上，植入体（RS）与耳后挂件之间应保留 1cm 以上的距离（一般植入体骨槽与乳突腔边缘距离 >2cm 时即可满足此要求），确定植入体位置后以小号切削钻依据模板刻画出植入床轮廓，此植入床适合 MED-El C40+ 和 Pulsar 系列植入体

小号切削钻、植入体模板

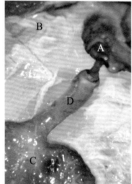

A. 乳突腔
B. 鳞部
C. 植入体床
D. 电极槽

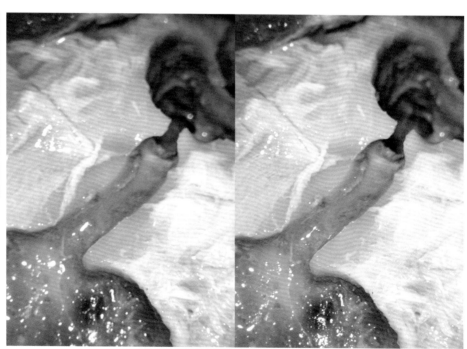

磨制植入床及电极槽（右）

确定植入体位置后，以磨光钻精细磨制植入床直至模板可恰好置入，最后以中号切削钻磨制电极槽，平滑连通植入床与乳突腔。儿童因颅骨较薄，在磨制植入体床时常需完全磨除颅骨内板与外板，硬脑膜表面不保留任何骨质。成年患者颅骨较厚，在保证植入体完全置入的前提下可保留部分颅骨内板

中号磨光钻、剥离子、植入体模板

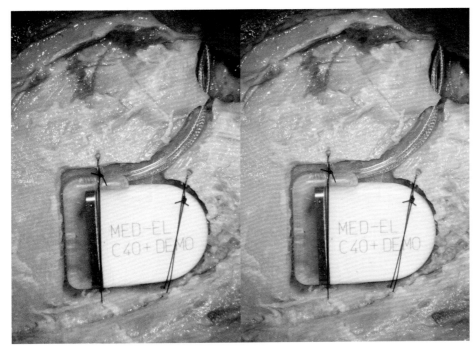
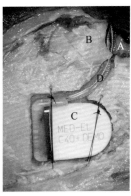

A. 乳突腔
B. 鳞部
C. MED-EL 植入体假体
D. 电极槽及电极

置入奥地利 MED-EL 植入体（模型，右）

置入 MED-EL 植入体（模型）及电极。MED-EL 系列植入体（Pulsar，C40+）均要求固定植入体

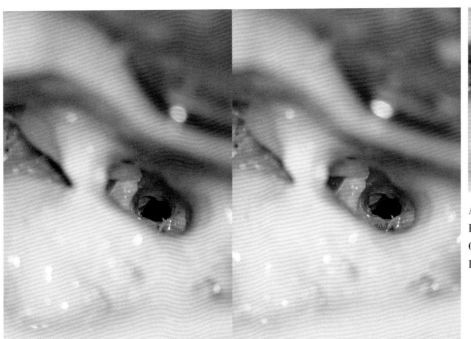
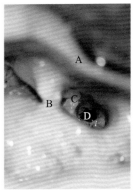

A. 外耳道后壁
B. 后拱柱
C. 砧镫关节
D. 耳蜗开窗

耳蜗开窗（右）

开放面神经隐窝充分显露鼓岬，行耳蜗开窗以开放耳蜗底周。需要注意的是耳蜗开窗应在耳后植入体植入操作完成后，并在植入耳蜗电极后立即封闭耳蜗，以便最大限度的缩短内耳显露时间和受骚扰程度，最大程度保留残余听力

直径 1~1.4mm 的磨光钻

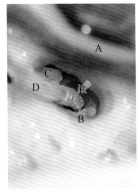

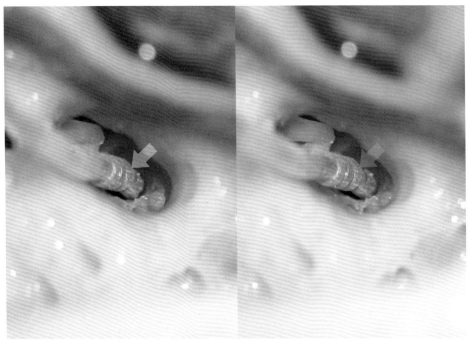

A. 外耳道后壁
B. 面神经隐窝内壁
C. 砧骨长脚
D. 耳蜗电极
E. 植入电极指示点

植入耳蜗电极（右）

以电极叉与电极镊辅助插入人工耳蜗电极，图示为澳大利亚 Cochlear 人工耳蜗直电极，其植入端有 3 个环状标志，将电极插入至标志点即表明电极植入到位，最后以小块颞肌严密封闭耳蜗开窗口即完成电极植入
电极叉、电极镊

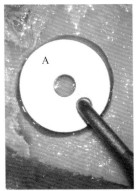

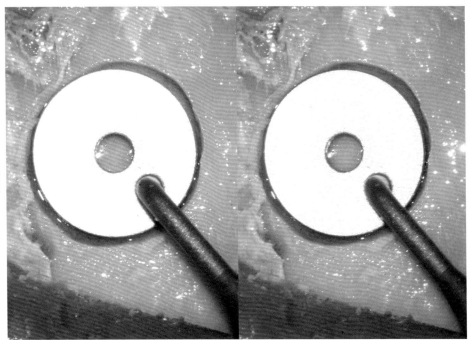

A. 圆形植入体模板

圆形植入体床（左）

澳大利亚 Cochlear 与美国 AB 公司的植入体模板均为圆形，按如前所述定位标准及磨制方法制作植入体床
中号磨光钻

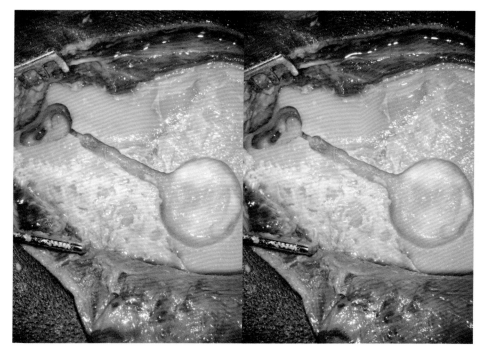

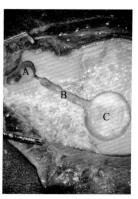

A. 乳突腔
B. 电极槽
C. 植入床

磨制电极槽(左)

磨制平滑连接植入床与乳突腔的电极槽

中号切削钻

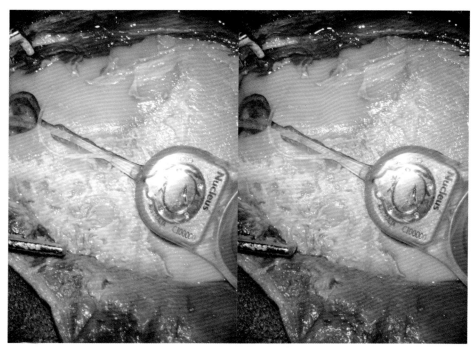

A. 乳突腔
B. Cochlear 植入体
C. 电极及电极槽
D. 颞肌
E. 参考电极

植入澳大利亚 Cochlear Nucleus 植入体(左)

植入床完成后即可置入 Cochlear 植入体及电极,参考电极放置于耳廓附着处上缘的颞肌下

剥离子、组织镊

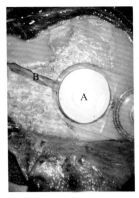

A. AB 植入体
B. 电极槽及电极

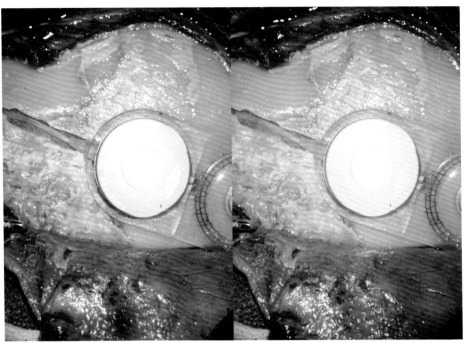

植入美国 AB 公司植入体（左）

植入 AB 植入体及电极

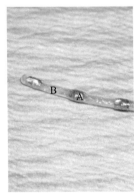

A. 电极点
B. 导线

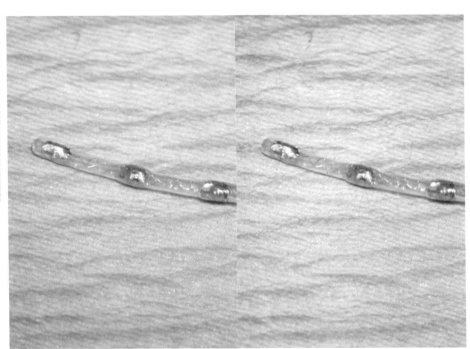

耳蜗电极尖端及电极点

耳蜗电极是一分布有 12~24 个电极点（多导人工耳蜗）的软线，电极内有导丝数根，每根导丝连接一个电极点，导丝在电极内呈 Z 形或波浪形排列，可以有效避免插入电极过程中导丝断裂

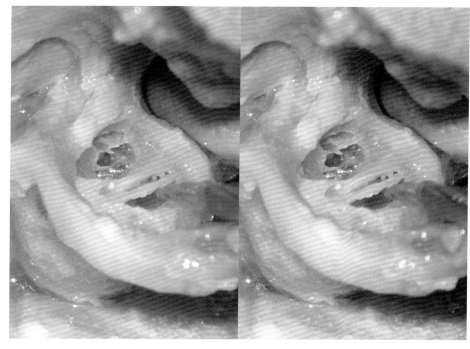
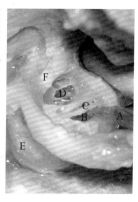

A. 耳蜗电极
B. 鼓阶
C. 前庭阶
D. 中周及顶周
E. 内耳道
F. 匙突

电极在耳蜗内的位置(右)

切除鼓室内结构,轮廓化内耳道,开放右侧耳蜗外侧壁,于耳蜗底周鼓阶内插入耳蜗电极。可见耳蜗电极沿鼓阶按右手握拳方向螺旋进入耳蜗

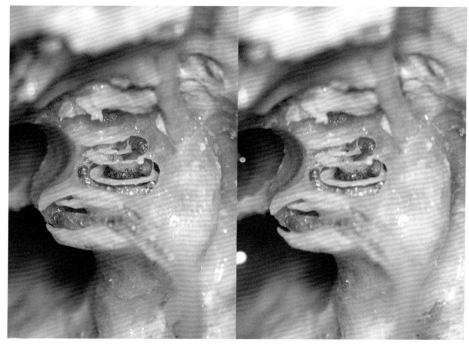
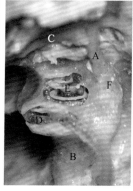

A. 向前改道的面神经水平段
B. 内耳道
C. 下颌窝后壁
D. 耳蜗电极
E. 中周及顶周
F. 面神经膝状神经节

电极在耳蜗内的位置(左)

(颞下窝 A 型径路,面神经已前移)开放耳蜗外侧壁,于耳蜗底周鼓阶内插入耳蜗电极,可见耳蜗电极沿鼓阶按左手握拳方向旋转进入耳蜗中周及部分顶周

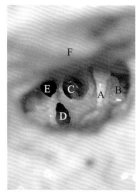

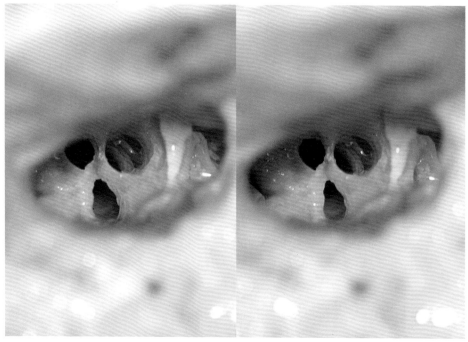

A. 镫骨肌腱

B. 镫骨前足弓

C. 鼓岬前下开窗

D. 蜗窗

E. 蜗窗前下开窗

F. 外耳道后壁

耳蜗开窗法（左）

由于微创和保存残余听力等新理念的提出，经蜗窗膜入路和蜗窗前下开窗已被专科医师所熟识。蜗窗为鼓阶盲端，经蜗窗植入电极可以确保电极植入鼓阶；以蜗窗为解剖标志，于其前下方开窗亦符合鼓阶之走行方向；然而以鼓岬为解剖标志，于其前下方开窗，大多数情况下可以很好的显露鼓阶，但由于鼓岬相对于蜗窗龛位置靠上，因而不排除显露基底膜甚至前庭阶的可能

（宋跃帅）

第十二节　振动声桥植入术

Vibrant Soundbridge Implantation

　　听力损失不仅是听阈的改变,同时也伴有可听动态范围的变窄。传统助听器的功能是采集并放大声音,并将此放大的声信号通过耳模或直接通过助听器传导至中耳传声结构,因而对听阈增高的患者有着较好的作用,但对可听动态范围变窄的作用有限。为弥补传统助听设备的缺陷,人们发明了多种新型助听设备,振动声桥即为其中的一种。

　　振动声桥(vibrant soundbridge,VSB)是一种半植入式中耳助听装置,包括体外的听觉处理器(audio processor,AP)和体内的振动听骨链重建假体(vibrant ossicular reconstructive prothesis,VORP)两部分,其中 AP 包括麦克风、数字信号处理器、调节器和电池等部分,VORP 包括电磁感应接受线圈、调制解调器、导线和漂浮质量传感器(floating mass transducer,FMT)等部分。VSB 通过体外部分收集声音信号并将其转化为电信号,此电信号通过电磁感应接收线圈并由调制解调器解码后驱动 FMT 振动,FMT 通过带动听骨链或直接振动蜗窗膜而使机械振动信号传入内耳,刺激毛细胞产生听觉。VSB 可提供 250~8000 Hz 的刺激信号,FMT 每 1μm 的位移可提供 120dB SPL 的增益,在听阈和可听动态范围两方面都很好地弥补了患者的听力损失。

　　VSB 的植入方法与人工耳蜗类似,包括乳突切除、制作耳后植入床和开放面神经隐窝等基本步骤,不同之处有:①VSB 要求覆盖耳后植入体的头皮厚度应 <7mm,因为头皮过厚可能影响体外部分的吸附和信号的传导;②经面神经隐窝入路时,面神经隐窝的开放程度较人工耳蜗为大,因 FMT 直径 1.8mm,高 2.3mm,且附带一固定用的钛夹,面神经隐窝开放不充分时 FMT 有可能无法通过面神经隐窝进入鼓室。

　　VSB 设计的初衷是改善中 - 重度感音神经性聋患者的听力,后期 FMT 蜗窗植入的成功使其应用范围扩展到了传导性聋和混合性聋患者。其具体适应证为:①年龄 >18 周岁(中、外耳畸形可放宽植入年龄);②从传统助听器受益很小或存在使用传统助听器的禁忌证;③中、外耳畸形;④双侧中重度感音神经性、传导性或混合性聋,听力稳定 2 年以上;⑤慢性中耳炎后遗症,开放术腔、听骨链缺失以及无法实施镫骨手术的耳硬化症。

　　手术禁忌证包括蜗后聋或中枢性聋、中耳感染活动期、中耳慢性积液、中耳反复感染的鼓膜穿孔、听力进行性下降且 2 年内听力下降 >15dB 者,以及对听力恢复存在不恰当期望者等。

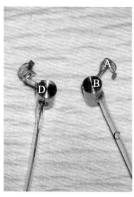

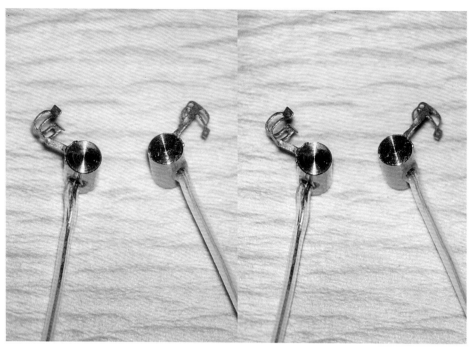

A. 钛夹
B. 漂浮质量传感器假体
（用于左耳）
C. 导线
D. 漂浮质量传感器假体
（用于右耳）

漂浮质量传感器（模型）

漂浮质量传感器（FMT）是一个电磁感应设备，其外部是圆柱形的钛金属外壳，壳外紧密缠绕着导电线圈，壳内有一个稀土金属永磁体。当壳外的线圈通电产生可变磁场后，线圈与磁体通过磁场相互作用产生机械振动，振动的 FMT 带动听骨链或蜗窗膜一同振动，刺激内耳

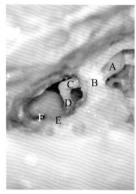

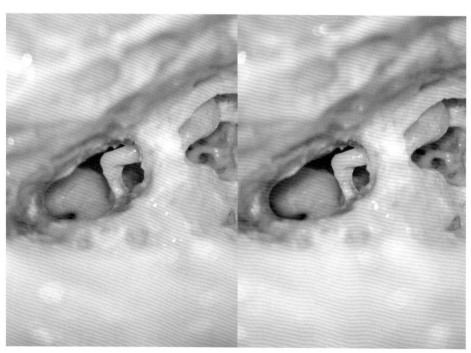

A. 砧骨短脚
B. 后拱柱
C. 砧骨长脚
D. 镫骨肌腱
E. 面神经骨管
F. 蜗窗龛

开放面神经隐窝（左）

行乳突切除术，充分开放面神经隐窝至砧镫关节完全显露
大号切削钻、中号磨光钻、直角钩针

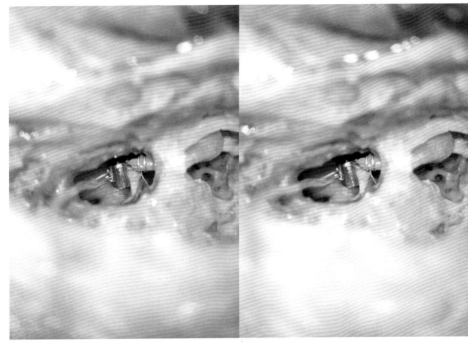
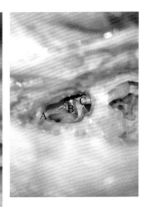

A. 导线
B. FMT（模型）
C. 固定于砧骨长脚的钛夹

镫骨振动成形术（左）

经面神经隐窝将 FMT（模型）放入鼓室，观察 FMT（模型）与砧骨及镫骨的角度及位置。取出 FMT（模型），将钛夹折至合适的角度。将塑形后的 FMT（模型）重新放入鼓室，再次观察 FMT（模型）与砧骨及镫骨的契合程度，反复调整，直至钛夹可以牢固地抱紧砧骨长脚、FMT（模型）长轴平行于镫骨长轴

直角钩针、小号磨光钻

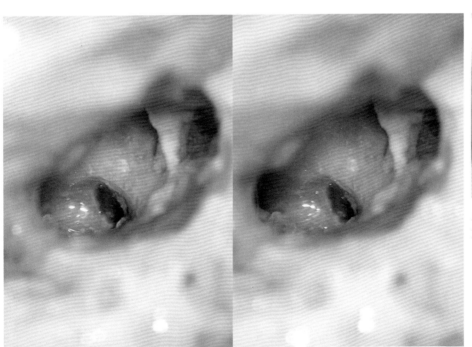
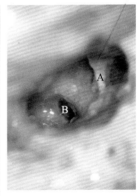

A. 镫骨肌腱
B. 蜗窗膜

蜗窗振动成形术（左）

FMT 不仅可以与听小骨相连，也可通过蜗窗振动成形术将 FMT 固定于蜗窗龛内，直接振动蜗窗膜。向下扩大开放面神经隐窝，直至蜗窗龛显露良好，确定蜗窗龛位置并切除蜗窗龛前、上骨缘以显露蜗窗膜。注意蜗窗龛骨缘不可全部去除，需留下一小圈骨缘以容纳、固定 FMT

小号磨光钻

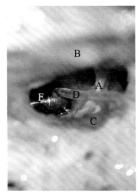

A. 镫骨肌腱
B. 外耳道后壁
C. 面神经骨管
D. 导线
E. FMT(模型)

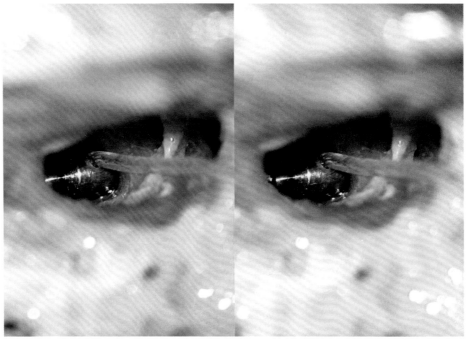

蜗窗振动成形术(左)

显露蜗窗膜后,将FMT(模型)的钛夹剪除,将无钛夹附着的一端放置于蜗窗上,观察FMT(模型)与蜗窗膜耦合的程度,以及后下鼓室是否有充足的空间容纳、固定FMT(模型)。取出FMT(模型),修正蜗窗龛骨缘及下鼓室骨壁,直至FMT(模型)可以与蜗窗膜垂直相对且能在下鼓室良好固定。术中植入真正的FMT时还要在FMT与蜗窗膜之间置入一直径2mm、厚0.1~0.2mm的筋膜片或软骨膜,以提高FMT与蜗窗膜的契合程度,并保护蜗窗膜

小号磨光钻、直角钩针

(宋跃帅)

第五章

经迷路径路
Translabyrinthine Approach

一、迷路径路涉及的术式

迷路径路是从头颅侧面显露内耳道及桥小脑角区最直接的径路,该径路不仅避免了颅中窝、乙状窦和颈静脉球的解剖限制,而且不用牵拉小脑半球,减少了对脑组织的骚扰,经迷路径路可以开展的手术有:

1. 迷路切除术
2. 前庭神经切断术
3. 听神经瘤切除术
4. 面神经减压术
5. 颞骨内面神经肿瘤切除术
6. 不考虑保存听力的其他内耳道及桥小脑角病变,如Ⅱ型神经纤维瘤病、脑膜瘤、颈静脉球体瘤、岩骨腺瘤等占位性病变切除术
7. 岩骨斜坡脑膜瘤切除术
8. 不保存听力的岩部胆脂瘤、胆固醇肉芽肿切除术等

二、相关解剖结构

1. 前庭(vestibule) 略呈椭圆形,位于耳蜗及半规管之间,容纳椭圆囊和球囊。

2. 骨半规管(osseous semicircular canals) 位于前庭后上部的3个相互垂直的2/3环形小骨管,依其所在位置可分为外、前、后半规管。

3. 单脚(crus simplex) 外半规管非壶腹端通过单独的管道进入前庭,即单脚。

4. 总脚(crus commune) 前半规管与后半规管的非壶腹端骨管交汇后以单一的骨管进入前庭,此共同通道即总脚。

5. 内淋巴囊(endolymphatic sac) 位于颅后窝硬脑膜下间隙内,与内淋巴管相通的囊性结构。

6. 内淋巴管(endolymphatic duct) 又称前庭水管(vestibular aqueduct),沟通前庭内球囊、椭圆囊与内淋巴囊的倒 J 形管道,其内为内淋巴液。

7. 内耳道(internal auditory meatus) 内耳道为岩骨内的骨性神经血管通道,容纳面神经、蜗神经、前庭神经、中间神经和迷路动、静脉;内耳道外壁为内耳道底(fundus),即前庭内侧壁;内口为内耳门(porus)。

8. 横嵴(horizontal crest) 内耳道底上分隔上区的面神经、前庭上神经与下区的蜗神经、前庭下神经的横行骨嵴。

9. 垂直嵴（vertical crest）　又称 Bill's bar，为内耳道底上分隔面神经与前庭上神经的垂直骨嵴。

10. 后组脑神经（lower cranial nerve）　第Ⅸ、Ⅹ、Ⅺ、Ⅻ对脑神经的统称；此 4 组神经在脑神经中排序最靠后，解剖上其神经根位置接近，除第Ⅻ对脑神经单独经舌下神经孔出颅外，第Ⅸ、Ⅹ、Ⅺ对脑神经并行经颈静脉孔区出颅，后组脑神经麻痹可出现吞咽困难、发音障碍、呛咳、耸肩困难等症状。

三、解剖概述

1. 皮肤 - 骨膜瓣　皮肤切口位于耳后沟后 2~4cm，通常肿瘤越大，切口越靠后，以便开放颅后窝的硬脑膜，显露桥小脑角。

2. 扩大的乳突切除　在标准完壁式乳突切除的基础上，扩大切除乙状窦后侧 2cm、颅中窝底上方 2cm 的骨皮质，轮廓化乙状窦并切除乙状窦表面的骨质（或保留"岛状"的骨片——Bill 骨岛），进一步磨除乙状窦与骨迷路之间覆盖颅后窝的骨质，切除窦脑膜角表面及颅中窝和窦脑膜角反折处的骨质，确认砧骨短脚、乳突天盖、乙状窦及面神经垂直段等结构，完成扩大的乳突切除术。

注意事项：①磨除迷路时乙状窦表面 Bill 骨岛可以保护乙状窦，但乙状窦前移时，乙状窦表面的骨板要充分去除，以扩大术野；②广泛去除覆盖颅中窝、乙状窦后方和颅后窝的骨质，是充分显露内耳道和桥小脑角的关键。

3. 轮廓化颈静脉球及面神经　迷路切除的下界是颈静脉球顶壁，因而须定位并轮廓化颈静脉球；外半规管及后半规管壶腹端与面神经水平段、锥曲段及垂直段关系密切，故而切除迷路前亦需要定位并轮廓化面神经。

4. 切除半规管及前庭　前庭及 3 个半规管毗邻颅中窝底、颅后窝硬脑膜、面神经、耳蜗等重要结构，因而需要首先明确各解剖结构之间的空间位置关系，而后在此基础上明确切除范围的四周边界，并以合适（安全）的方式和器械切除前庭及半规管。

操作概述：①轮廓化 3 个半规管并显露 3 个半规管"蓝线"；②螺旋形轮廓化面神经垂直段；③自前向后磨除外半规管（保留壶腹端前下骨片以保护面神经水平段、锥曲段），自下向上磨除后半规管（磨除壶腹端时注意保护面神经垂直段），自前向后平行乳突天盖磨除前半规管（显露壶腹端前内侧骨片以保护面神经迷路段）；④开放前庭池，保留前庭内侧壁，以免损伤内耳道底。

注意事项：①前庭的内侧壁即为内耳道底，磨除此处骨质需非常小心，避免直接进入内耳道底；②前半规管壶腹是内耳道的上界，也是前庭上神经的标志，保留前半规管壶腹的内侧壁同时可以保护面神经迷路段。

5. 轮廓化内耳道　完成迷路切除后，根据前半规管壶腹和后半规管壶腹确认内耳道的上、下界，磨除内耳道后方的骨质，逐步轮廓化内耳道，仅保留内耳道表面的薄层骨质。为了显露内耳道和桥小脑角，需要 270° 显露内耳道。

注意事项：①内耳道下方骨质磨除的下界是蜗水管和颈静脉球，蜗水管可于磨除面后气房后辨别和确认，蜗水管深面即指向颈静脉孔的神经部，其下内侧即为舌咽神经；②磨除内耳道上唇骨质时要非常小心，以防损伤沿内耳道前上走行的面神经。

6. 确认内耳道段面神经　撬除前庭内侧壁（即内耳道底外侧）薄骨片，切开内耳道内硬脑膜，在内耳道底的垂直嵴前方、横嵴上方确认面神经，向前进一步磨除骨质，显露面神经迷路段。

7. 开放颅后窝硬脑膜　切除颅后窝硬脑膜表面骨板，确认内耳道段面神经的走行，切开颅后窝硬脑膜；颅后窝硬脑膜的切开范围取决于对显露范围的需求，若需要较大的术区，切口可从近乙状窦处开始，切开硬脑膜时要注意紧贴硬脑膜，并特别注意岩静脉的走行并保护该血管。

8. 肿瘤切除　听神经瘤切除术中，一旦在内耳道底或内耳道的外侧确认了面神经的走行，就可以沿着内耳道由外向内切除肿瘤；对于较大的肿瘤，可用囊内切除技术缩小肿瘤的体积后再从周围结构，如面神经和脑干等分离囊壁，直至肿物完全切除。

9. 关闭术腔 听神经瘤切除术中通常使用条状的腹部脂肪封闭硬脑膜缺损、内耳道和乳突腔，并以颞肌填塞鼓窦入口，封闭术腔。

四、解剖目标要求

1. 掌握不同型号、不同大小钻头的使用方法。
2. 掌握乳突腔各壁、面神经、乙状窦的轮廓化技术。
3. 理解经迷路径路时内耳道底和内耳道口的空间位置。
4. 掌握面神经垂直段、水平段、迷路段、内耳道段和桥小脑角段走行的空间变化。

参考文献

[1] Sanna M, Khrais T, Falcioni M. The Temporal Bone: A Manual for Dissection and Surgical Approaches. New York: Thieme, 2005

[2] Brackmann, D., C. Shelton, M.A. Arriaga. Otologic Surger. 3rd ed. Philadelphia: Elsevier Medicine, 2009

[3] Gulya AJ. Gulya and Schuknecht's Anatomy of the Temporal Bone with Surgical Implications. New York: Informa Healthcare USA, 2007

[4] Robert K.Jackler, Derald E. Brackmann. Neurotology. 2nd ed. Philadelphia: Elsevier Mosby, 2004

[5] House WF. Surgical exposure of the internal auditory canal and its contents through the middle, cranial fossa. Laryngoscope, 1961, 71: 1363-1385

[6] Naguib MB, Saleh E, Cokkeser Y, et al. The enlarged translabyrinthine approach for removal of large vestibular schwannomas. J Laryngol Otol, 1994, 108(7): 545-550

[7] Glasscock ME, Hays JW. The translabyrinthine removal of acoustic and other cerebellopontine angle tumors. Ann Otol Rhinol Laryngol, 1973, 82(4): 415-427

[8] Charabi S., Mantoni M, Tos M, et al. Cystic vestibular schwannomas: neuroimaging and growth rate. J Laryngol Otol, 1994, 108(5): 375-379

（申卫东）

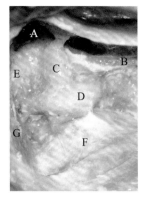

A. 鼓窦入口
B. 面神经垂直段
C. 外半规管
D. 后半规管
E. 前半规管
F. 颅后窝硬脑膜
G. 颅中窝硬脑膜

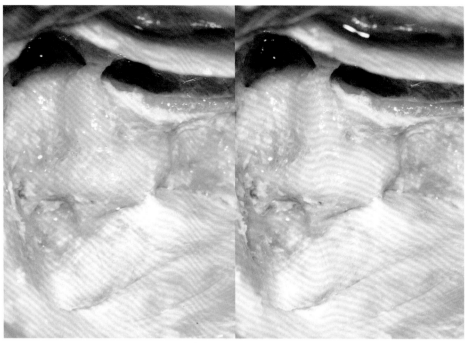

乳突及半规管轮廓化（右）

扩大轮廓化乳突，切除颅中窝及颅后窝表面骨板，显露骨迷路，轮廓化 3 个半规管。如术中遇到乙状窦前移或颈静脉球高位，影响操作，可切除乙状窦及颈静脉球表面骨板，使其塌陷以扩大术野。注意：乙状窦及颈静脉球血管壁较薄弱，应小心操作，避免血管破裂

大中号切削钻和磨光钻、小号磨光钻、剥离子、咬骨钳

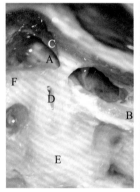

A. 面神经水平段
B. 面神经垂直段
C. 砧骨短脚
D. 外半规管管腔及膜迷路
E. 后半规管
F. 前半规管

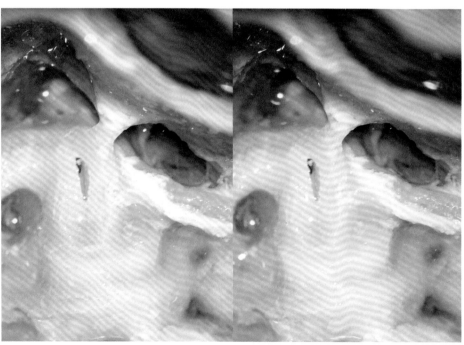

显露后、前半规管"蓝线"，开放外半规管（右）

在轮廓化 3 个半规管的基础上，用磨光钻沿半规管走行方向依次磨出 3 个半规管"蓝线"（半规管腔），注意观察 3 个半规管的空间位置关系，并练习精细操控电钻的能力。小心磨开三个半规管"蓝线"，显露管腔，观察膜迷路形态。术中开放外半规管腔时注意保留外半规管壶腹前壁和内侧壁，以保护其内下方的面神经水平段、锥曲段和前方的面神经膝状神经节

中、小号磨光钻

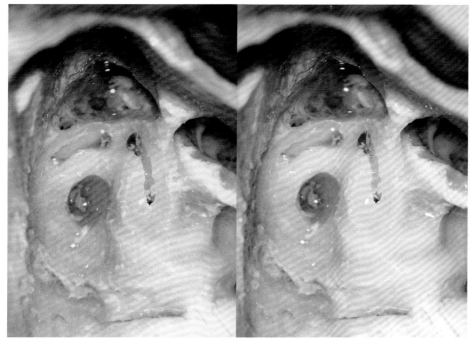

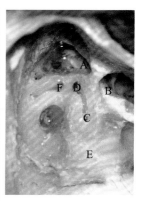

A. 面神经水平段
B. 面神经锥曲段
C. 单脚
D. 外半规管壶腹
E. 后半规管
F. 前半规管壶腹

开放前半规管（右）

开放外半规管，显露外半规管管腔、壶腹和单脚后，使用中号磨光钻从前半规管外侧壁沿其走行方向逐层磨除骨质，直至显露前半规管管腔、壶腹和总脚。术中注意勿损伤前半规管上方的颅中窝硬脑膜，并保留前半规管壶腹内侧壁，以定位内耳道上界

中号磨光钻、钩针

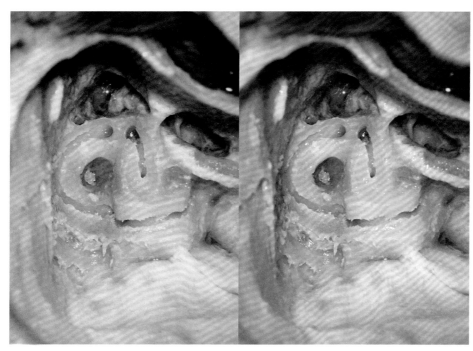

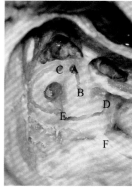

A. 外半规管壶腹
B. 单脚
C. 前半规管壶腹
D. 后半规管壶腹
E. 总脚
F. 内淋巴囊

开放后半规管（右）

使用中号磨光钻沿后半规管走行方向逐层磨除骨质，显露后半规管膜迷路及壶腹，磨除总脚处全部骨质后可见上、后半规管在总脚处连通。上图可见内淋巴囊位于后半规管后方、外半规管向后延长线下方的颅后窝两层硬脑膜之间，颜色较周围硬脑膜白

中号磨光钻、钩针

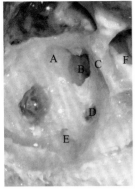

A. 前半规管壶腹内侧壁

B. 前庭池

C. 外半规管下壁残迹

D. 单脚

E. 总脚

F. 面神经锥曲段

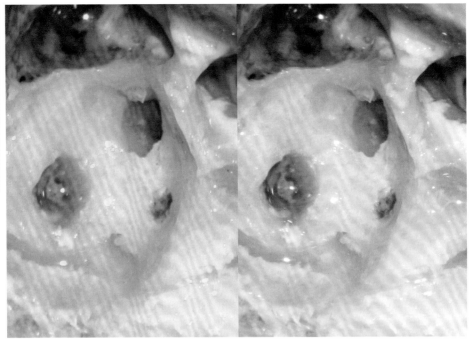

开放前庭（右）

使用中号切削钻进一步磨除 3 个半规管的骨性结构，显露壶腹、总脚、单脚，确定前庭位置，开放前庭池。术中注意电钻应由前向后逐层磨除骨质，切勿向内钻磨过深，以免损伤前庭内侧壁，甚至损伤其深面的内耳道内神经

中号磨光钻

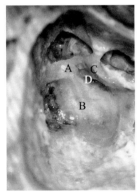

A. 前半规管壶腹内侧壁

B. 内耳道外侧骨壁

C. 外半规管下壁残迹

D. 前庭内侧壁

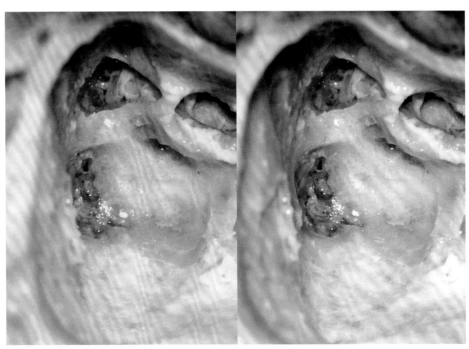

切除前庭

使用中号切削钻进一步切除迷路骨质和残存的颅后窝骨板，显露前庭内侧壁，在内耳道上下界之间磨除骨质。内耳道的上界为面神经水平段至窦脑膜角的连线，下界为平行于上界、自面神经锥曲段与垂直段交界点向颅后窝的延长线。在此过程中注意观察 3 个半规管壶腹嵴和前庭内的球囊斑、椭圆囊斑。磨除内耳道底外侧骨质时注意保护面神经

中号切削钻和磨光钻、剥离子、血管钳

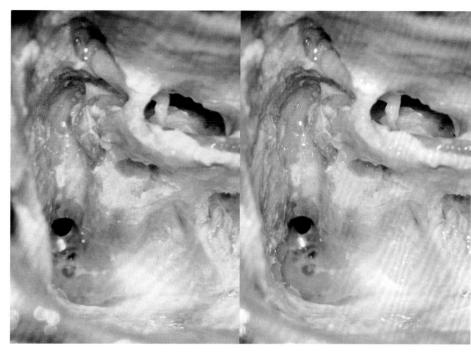

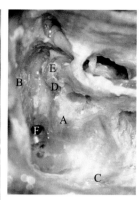

A. 内耳道
B. 颅中窝骨板
C. 颅后窝硬脑膜
D. 面神经迷路段
E. 面神经膝状神经节
F. 迷路上气房

轮廓化内耳道,定位内耳道底(右)

确定内耳道上、下界后,使用中号切削钻由后内向前外(从内耳道口至内耳道底方向)逐层清除内耳道周围骨质。靠近脑膜、面神经、颈静脉球和内耳道等重要结构时要改用磨光钻逐层轮廓化。在磨除内耳道下界骨质时注意辨认蜗水管,保护好其下方的颈静脉球和内侧的舌咽神经

中、小号切削钻,磨光钻

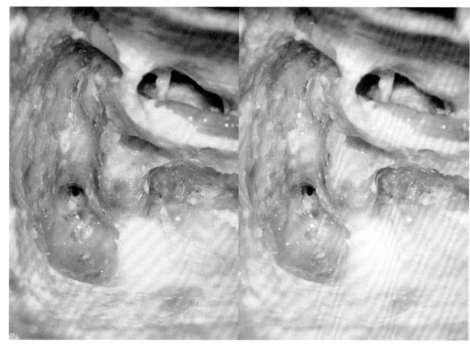

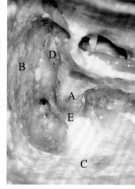

A. 内耳道
B. 颅中窝骨板
C. 颅后窝硬脑膜
D. 面神经迷路段
E. 内耳道口

轮廓化内耳道,保留内耳道口(右)

使用中、小号磨光钻进一步磨除颅后窝硬脑膜与内耳道口之间的骨质,显露内耳道口;切除内耳道上、下界骨质,使内耳道轮廓化范围达180°(根据不同的手术目的,可以180°、270°甚至360°轮廓化内耳道)。注意:电钻的运行方向要始终平行于内耳道,并逐层磨除骨质。满意显露内耳道的标准是:从内耳道底向下至颈静脉球、向上至岩上窦及颅中窝硬脑膜、向外至乙状窦仅覆盖一层薄如蛋壳的骨质

中号磨光钻

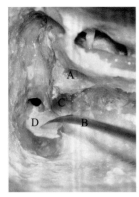

A. 前庭内侧壁
B. 中耳剥离子
C. 内耳道硬脑膜
D. 内耳道表面的菲薄骨板

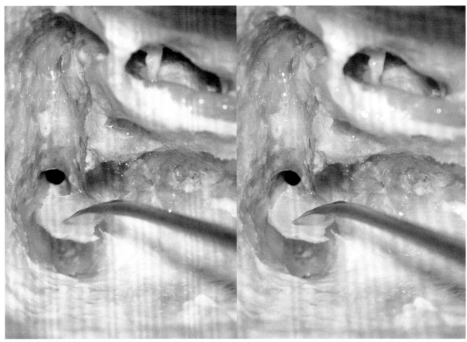

剥离内耳道薄层骨片(右)

使用中耳剥离子掀起内耳道表面菲薄的骨板,显露内耳道硬脑膜。在此过程中可用吸引器挡在剥离子与硬脑膜之间,避免撬除骨板时用力过度,损伤硬脑膜

中耳剥离子

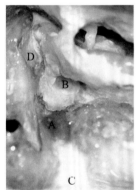

A. 内耳道硬脑膜
B. 前庭内侧壁
C. 颅后窝硬脑膜
D. 面神经迷路段

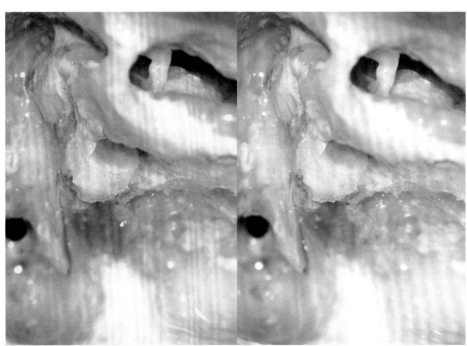

前庭、内耳道与面神经(右)

使用剥离子和小磨光钻进一步清除内耳道周围的薄层骨片及残留骨质,充分显露内耳道硬脑膜:向后内达内耳道口与颅后窝硬脑膜交界处,向前外达内耳道底。术中注意保护面神经迷路段,避免损伤内耳道硬脑膜

中耳剥离子、小号磨光钻

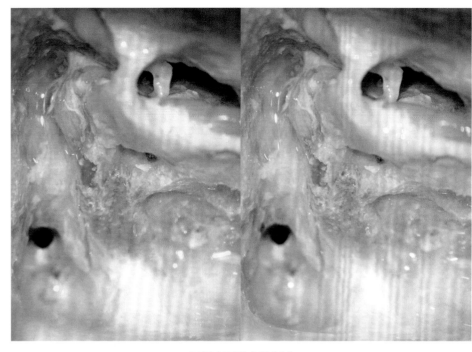
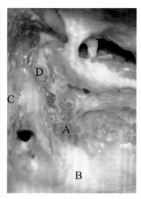

A. 内耳道硬脑膜
B. 颅后窝硬脑膜
C. 颅中窝骨板
D. 面神经迷路段

显露内耳道全程（右）

使用小号磨光钻磨除内耳道底平面后方残存骨质,充分显露内耳道硬脑膜,完成内耳道180°开放
小号磨光钻

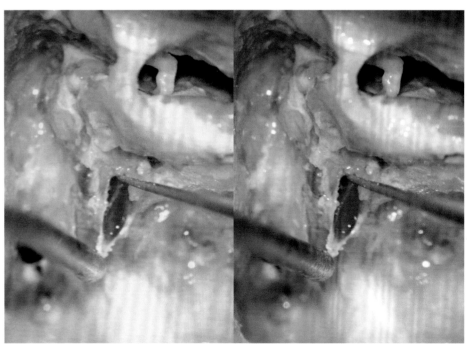
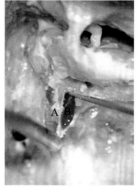

A. 切开的内耳道硬脑膜
B. 前庭神经

切开内耳道硬脑膜（右）

以直针或尖刀沿内耳道纵轴方向挑开内耳道硬脑膜。切开硬脑膜后首先显露的是前庭神经。手术时,因不确定面神经被听神经瘤挤压至何处,故多从内耳道口与颅后窝交界处、沿内耳道下缘切开,以免伤及面神经
直针或尖刀

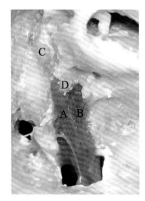

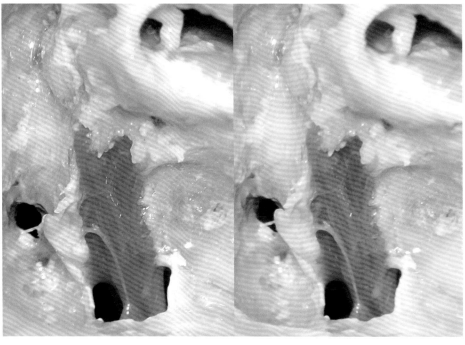

A. 前庭上神经
B. 前庭下神经
C. 面神经迷路段
D. 横嵴

切除内耳道硬脑膜（右）

切除内耳道外侧硬脑膜，完全开放内耳道。在内耳道内，前庭神经居后外侧，分为前庭上、下神经，前庭上神经比前庭下神经粗大，支配外、前半规管壶腹、椭圆囊和部分球囊，前庭下神经支配后半规管和球囊其余部分。前庭上、下神经为内耳道底的横嵴所分隔

钩针、中耳剥离子、眼科剪

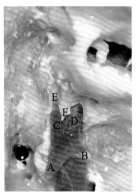

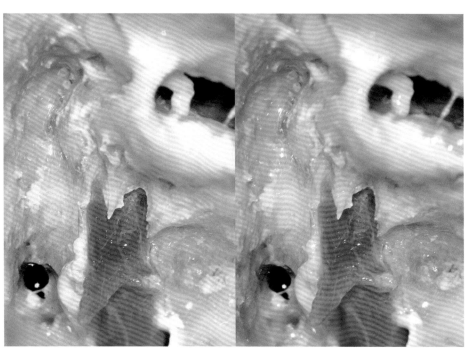

A. 前庭上神经
B. 前庭下神经
C. 面神经
D. 蜗神经
E. 垂直嵴残迹
F. 横嵴

分离并切断前庭神经（右）

自内耳道底分离出前庭上神经与前庭下神经，可见面神经位于内侧上部，蜗神经位于内侧下部，横嵴将内耳道分隔成上下两个部分，垂直嵴（Bill's bar）位于面神经与前庭上神经之间

钩针、中耳剥离子

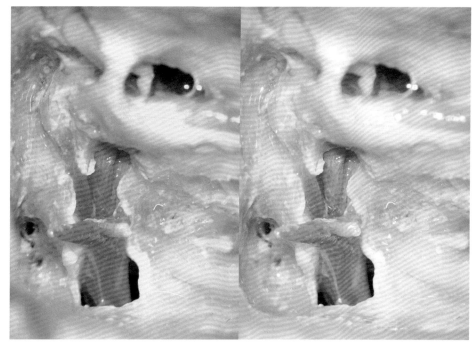
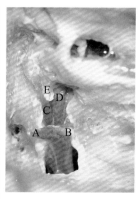

A. 前庭上神经
B. 前庭下神经
C. 面神经
D. 蜗神经
E. 横嵴

内耳道内容物（右）

以小号磨光钻磨除垂直嵴并开放面神经迷路段骨管，显露膝状神经节至内耳道段面神经，此时可见内耳道内的所有神经

小号磨光钻、直角钩针

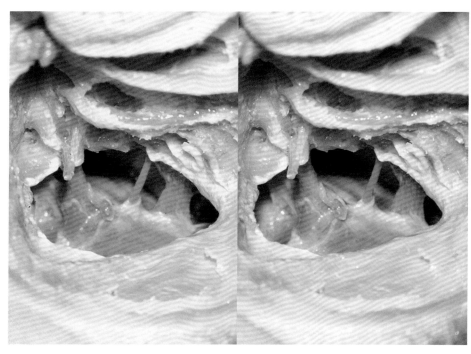
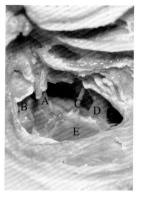

A. 面听神经束
B. 三叉神经
C. 舌咽神经
D. 迷走神经及副神经
E. 小脑

开放桥小脑角（右）

充分显露并以眼科剪切除颅后窝硬脑膜，显露桥小脑角，观察桥小脑角内结构。自上向下可见由脑桥发出的三叉神经，由脑桥延髓沟发出的面听神经束，由延髓发出的舌咽神经、迷走神经和副神经

中号磨光钻、眼科剪

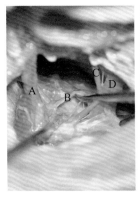

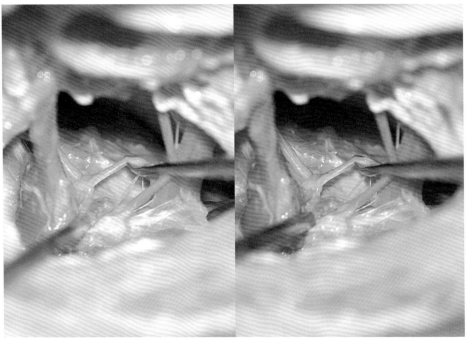

A. 面听神经束
B. 小脑前下动脉
C. 舌咽神经
D. 迷走神经和副神经

小脑前下动脉（右）

小脑前下动脉由基底动脉发出，绝大多数经面神经和前庭蜗神经之间通过，也有少数经面听神经束腹侧或背侧通过，发出分支供应小脑前下部及面听神经束神经根区，其发出的迷路动脉进入内耳道供应内耳。上图示被剥离子挑起的小脑前下动脉经面听神经束内侧通过

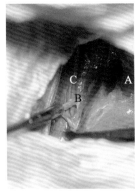

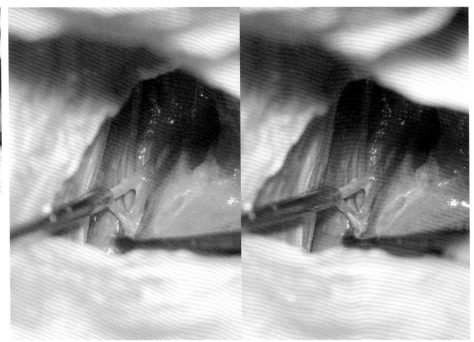

A. 三叉神经根
B. 小脑上动脉
C. 滑车神经

小脑上动脉及滑车神经（右）

向上观察，可见位于小脑幕下方、由基底动脉发出的小脑上动脉及发自中脑背侧的滑车神经，小脑上动脉供应部分中脑、脑桥和小脑上部。术中如损伤小脑上动脉或其分支可导致脑干梗死甚至死亡。部分小脑上动脉尾袢与三叉神经接触，是导致三叉神经痛的原因之一

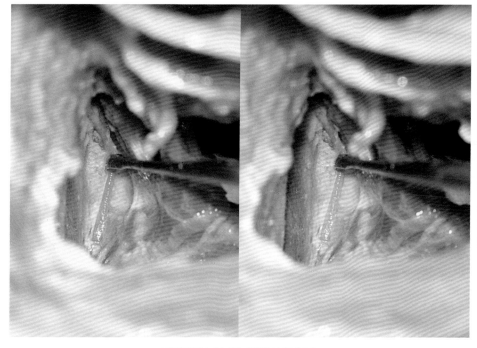

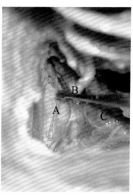

A. 滑车神经
B. 三叉神经
C. 面听神经束

观察第Ⅳ、Ⅴ、Ⅶ、Ⅷ脑神经（右）
自上向下依次可见第Ⅳ（滑车神经）、Ⅴ（三叉神经）、Ⅶ（面神经）、Ⅷ（位听神经）脑神经

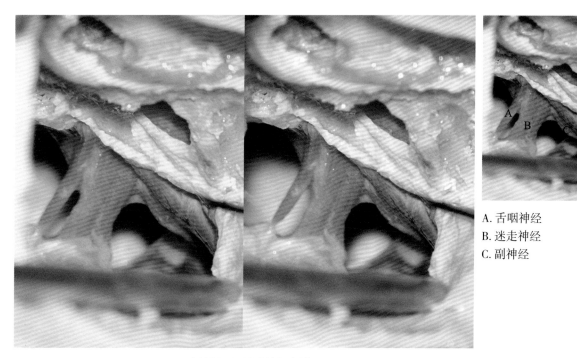

A. 舌咽神经
B. 迷走神经
C. 副神经

观察第Ⅸ、Ⅹ、Ⅺ脑神经（右）
将颅后窝硬脑膜向后牵拉，可以清楚的显示自延髓发出的第Ⅸ（舌咽神经）、Ⅹ（迷走神经）、Ⅺ（副神经）脑神经，舌下神经
因位置过于靠下而难以显露

（纪育斌）

第六章

颅中窝径路
Middle Cranial Fossa Approach

一、颅中窝径路涉及的术式

经颅中窝径路是通过颞骨开窗显露岩骨的前面、后面及岩尖的手术入路,按手术术野显露范围可分为经颅中窝到内耳道入路,扩大的颅中窝入路和去除岩尖后经岩骨颅中窝入路三种,经颅中窝径路可以开展的手术有:

1. 鼓室段、膝状神经节及面神经迷路段减压术

2. 面神经肿瘤切除术

3. 内耳道内听神经瘤切除术

4. 岩部胆脂瘤(胆固醇肉芽肿)切除术

5. 前庭神经切断术

6. 脑膜脑膨出根治术

7. 岩尖及岩骨斜坡脑膜瘤切除术

8. 上斜坡及岩尖的脊索瘤切除术

9. 人工耳蜗植入术

10. 咽鼓管成形术

11. 颅中窝神经鞘膜瘤切除术

12. 颅中窝脑外海绵状血管瘤切除术

13. 经颅中窝三叉神经感觉根切断术等

二、相关解剖结构

1. 天盖(tegmen) 颅中窝外侧之平坦区,分隔颅中窝与中耳,按其下方的结构可分为鼓室盖、鼓窦盖和乳突天盖,颅中窝径路时分离颅底硬脑膜后最先显露该部位。

2. 岩浅大神经(greater superficial petrosal nerve) 自膝状神经节发出,经岩浅大神经沟前行,并汇入蝶腭神经节;岩浅大神经平行于岩部长轴,走行于脑膜中动脉内侧,经颅中窝径路显露此神经后可向后追踪面神经裂孔,并可协助定位内耳道。

3. 棘孔(foramen spinosum) 位于卵圆孔后外侧,其内有脑膜中动脉及下颌神经脑膜支通过。

4. 脑膜中动脉(middle meningeal artery) 发自颈外动脉的上颌动脉,经上颌动脉起始端发出后上行,经棘孔入颅后分为前后两支,营养颅底及大脑凸面硬脑膜和周围颅骨。

5. 内耳道(internal auditory meatus) 内耳道为岩骨内的骨性神经血管通道,容纳面神经、蜗神经、前庭神经、中间神经和迷路动、静脉;自颅中窝径路观察,内耳道位于岩浅大神经及前半规管夹角的角平

分线下方。

6. 面神经管裂孔（facial hiatus） 岩部前面，岩浅大神经沟后端鳞片状的小裂隙，其外下骨质内为面神经膝状神经节。

7. 膝状神经节（geniculate ganglion） 面神经膝状神经节属于面神经迷路段，面神经迷路段末端膨大并呈膝状向外、后转折延续为面神经水平段，膝状神经节表面骨质缺损致其与颅中窝硬脑膜直接接触的发生率为5%~15%。

8. 弓状隆起（arcuate eminence） 岩骨上缘中部、乳突天盖内侧有一光滑的骨性隆起，其下方为前半规管，在颅中窝入路中可用于定位内耳道。

9. 岩上窦（superior petrosal sinus） 位于岩骨岩上沟内、小脑幕附着处，内侧端连接海绵窦后端，外侧汇入横窦和乙状窦结合处。岩静脉汇入岩上窦。

三、解剖概述

1. 切口 自耳屏前方向上延伸7~8cm做蒂在前方的倒"?"形切口，切开皮肤、皮下组织及骨膜，钝性分离肌皮瓣后，以带关节的大牵开器辅助显露颞骨鳞部。

2. 颞骨鳞部开窗 在颞骨鳞部做一边长4cm，宽3cm的骨窗，骨窗的前2/3位于外耳道前方，底边尽可能靠近颞线，与颅中窝底取平。

注意事项：以切削钻磨制骨窗四边的骨槽，接近硬脑膜时需改用小号磨光钻；骨窗四边的骨槽磨开后，以小刮匙或骨膜剥离子将硬脑膜与颅骨内侧面分离后方可掀开骨瓣，注意保护硬脑膜，避免撕裂。

3. 分离颅中窝底硬脑膜 用剥离子分离颅骨与硬脑膜，以咬骨钳咬除所有锐性骨缘，辨认硬脑膜表面的脑膜中动脉，以脑压板掀起颞叶显露颅中窝底，并循脑膜中动脉寻找棘孔、岩浅大神经及面神经裂孔、弓状隆起等解剖标志，若颞叶组织因被固定液固定而发硬难以抬起时，可切除部分顶、枕叶脑组织后再行显露。

注意事项：约有5%~15%的病例面神经膝状神经节表面的骨质缺损，可用剥离子沿颅中窝骨面轻轻掀开硬脑膜，不能在骨面上盲目、粗暴的分离，以免损伤面神经。

4. 显露内耳道 充分显露颅中窝底解剖标志、初步明确内耳道行程后，以磨光钻自内耳门向内耳道底方向磨除骨质显露内耳道。

注意事项：岩上窦位于岩骨嵴的岩上沟内，显露内耳道时注意避免损伤；面神经迷路段走行于耳蜗与前半规管之间，显露此段面神经时注意选用大小合适的钻头，并需平行于前半规管走行方向钻磨；前半规管壶腹和耳蜗分别位于面神经的后方和前方数毫米之处，操作中应注意保护；内耳道的轴线与前半规管所形成的夹角为45°~60°，既往曾以该夹角来定位内耳道，但此方法需要显露半规管"蓝线"，存在开放内耳的风险。

5. 显露和观察内耳道内的神经 确定内耳道的位置后，由岩骨嵴分别向外、向下磨骨，显露内耳门后继续由内耳门向内耳道底方向磨除骨质，直至显露整个内耳道；内耳道底与前庭、半规管和耳蜗关系密切，内耳门周围除内淋巴囊外无特殊结构，因而仅在内耳道口处可以开放内耳道圆周的3/4。以剥离子掀开内耳道外侧表面的蛋壳样薄骨板，显露并开放内耳道硬脑膜，以垂直嵴和横嵴为标志辨识内耳道内的面神经、前庭上神经、蜗神经、前庭下神经、中间神经和迷路动脉等结构。

注意事项：在磨除内耳道顶壁骨质时，需在内耳道表面保留一层薄如蛋壳的骨板，以免钻头滑入内耳道硬脑膜内，损伤硬脑膜下的神经。

四、解剖目标要求

1. 熟练使用各种不同类型、不同型号的钻头。

2. 掌握磨骨窗、开颅的技术。

3. 掌握正确分离硬脑膜的方法。

4. 掌握脑压板、带关节的牵开器的使用方法。

5. 掌握内耳道的定位及解剖方法。

6. 掌握面神经水平段、膝状神经节、迷路段和内耳道段的解剖。

参考文献

［1］ Gulya AJ，Minor LB，Poe DS. Glasscock-Shambaugh's Surgery of the Ear 6th ed. Beijing：PMPH-USA，2010

［2］ 姜泗长 . 手术学全集 - 耳鼻咽喉科卷 . 北京：人民军医出版社，1994

［3］ 韩东一 . 神经耳科及侧颅底外科学 . 北京：科学出版社，2008

（韩维举）

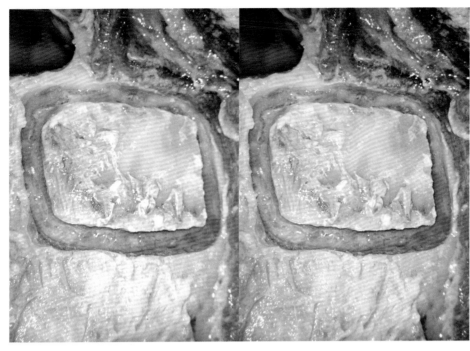

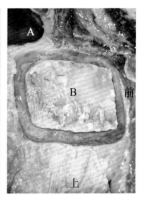

A. 乳突腔
B. 颞骨鳞部骨瓣

颞骨开窗（左）

（自上向下观察左侧颞部）自耳屏前方向上延伸 7~8cm 做蒂在前方的倒 "?" 形切口，向前牵开皮瓣，显露颞骨鳞部。用中号切削钻在颞线及颧弓上方磨出 4cm×3cm 的长方形骨槽，骨槽的前 2/3 位于外耳道口前方，骨窗下界紧邻颞线

中号切削钻、带关节的牵开器

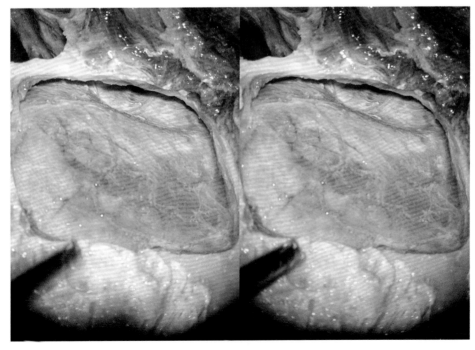

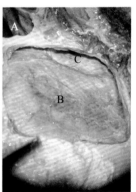

A. 乳突腔
B. 硬脑膜
C. 脑膜中动脉

显露颞叶硬脑膜（左）

去除颞骨鳞部骨瓣，形成长方形骨窗。在开窗的过程中需把握好钻头或剥离子，以免器械失去控制插入颅内，破坏解剖结构

剥离子

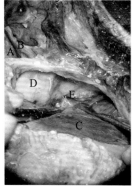

A. 乳突腔
B. 外耳道后壁
C. 硬脑膜
D. 乳突天盖
E. 脑膜中动脉沟

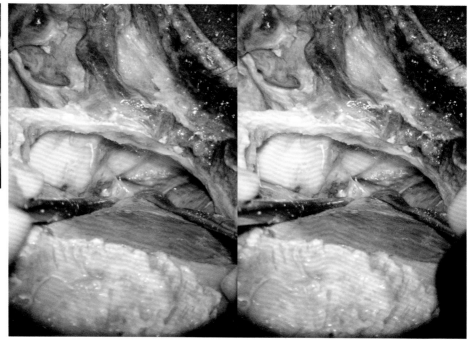

辨认颅中窝解剖标志(左)

用骨膜剥离子或脑压板小心将硬脑膜从颅中窝底抬起,仔细辨认颅中窝底的 3 个重要解剖标志:脑膜中动脉(通过棘孔)、岩浅大神经(发自膝状神经节)和弓状隆起(前半规管的标志)。掀起脑膜后看到的第一个重要标志是脑膜中动脉,向内可追踪至棘孔

骨膜剥离子或脑压板

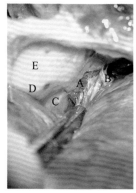

A. 面神经管裂孔
B. 脑膜中动脉
C. 耳蜗周围骨质
D. 弓状隆起
E. 乳突天盖

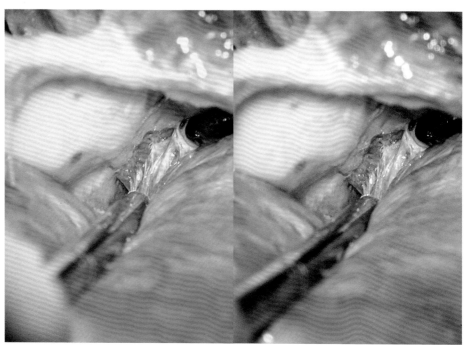

定位面神经管裂孔(左)

在脑膜中动脉后外侧由前向后走行并进入面神经裂孔的岩浅大神经,这是第二个重要标志。分离硬脑膜时应由后向前掀起,以保护岩浅大神经;向后分离硬脑膜可显露弓状隆起,这是第三个重要标志。岩浅大神经、弓状隆起及迷路骨质,三者可互为参照。注意,并非所有的标本都可见到弓状隆起,岩骨上凸起的骨质下方也并非一定均是前半规管,解剖应在全面考察术腔内解剖结构的前提下综合判定目标结构的位置

脑压板、骨膜剥离子

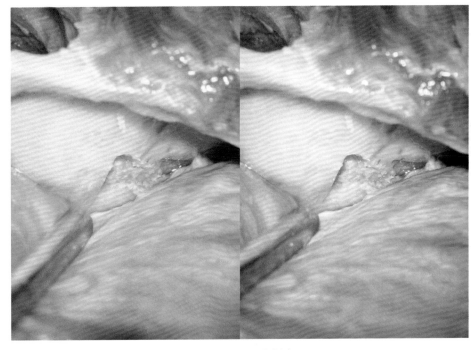
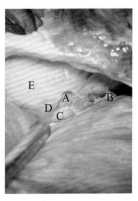

A. 膝状神经节
B. 脑膜中动脉
C. 耳蜗
D. 弓状隆起
E. 乳突天盖

显露膝状神经节（左）

确定面神经裂孔位置，小心磨除颅中窝底面神经裂孔周围骨质，显露裂孔内的膝状神经节。注意钻头要在低速下钻磨，且钻头应"浮"在骨面上，避免用力下压，以免动作过大伤及岩浅大神经及膝状神经节
中号磨光钻

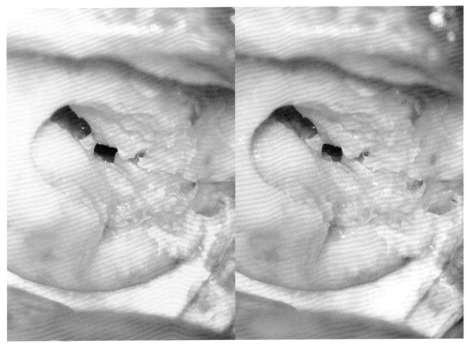
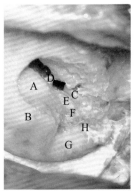

A. 外半规管
B. 弓状隆起
C. 鼓膜张肌
D. 镫骨头及镫骨肌腱
E. 面神经水平段
F. 膝状神经节
G. 耳蜗
H. 岩浅大神经

显露鼓室及乳突（左）

向后、向外磨除部分鼓室盖及乳突天盖，显露外半规管、部分听小骨及面神经水平段
中号及小号磨光钻

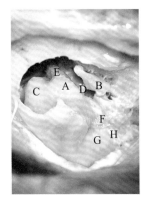

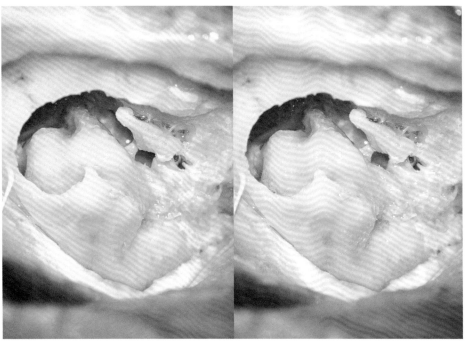

A. 外半规管

B. 锤砧关节

C. 后半规管

D. 镫骨头及镫骨肌腱

E. 面神经锥曲段

F. 膝状神经节

G. 耳蜗

H. 岩浅大神经

磨除大部分鼓室及乳突天盖（左）

继续扩大磨除鼓室盖及乳突天盖,向后显露出经乳突径路已部分轮廓化的外半规管、后半规管及面神经垂直段骨管,向前至上鼓室前壁显露出包括听小骨在内的鼓室结构

中号磨光钻

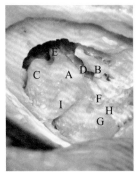

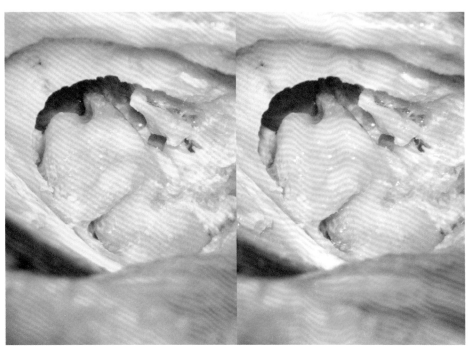

A. 外半规管

B. 锤砧关节

C. 后半规管

D. 镫骨头及镫骨肌腱

E. 面神经锥曲段

F. 膝状神经节

G. 耳蜗

H. 岩浅大神经

I. 前半规管

轮廓化前半规管（左）

以后半规管、外半规管为解剖标志确定前半规管位置,并用中号磨光钻轮廓化前半规管

中号磨光钻

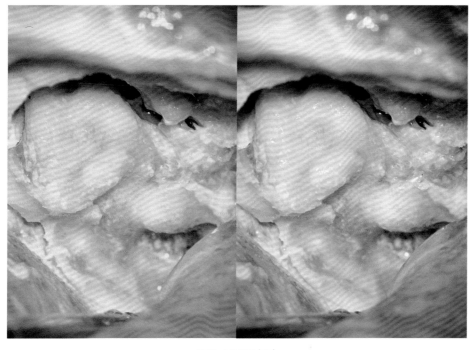
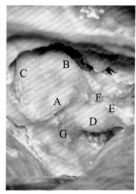

A. 前半规管

B. 外半规管

C. 后半规管

D. 耳蜗

E. 岩浅大神经

F. 膝状神经节

G. 内耳道

定位内耳道(左)

经颅中窝径路同样可以广泛的显露内耳道,以此视角观察,可见内耳道位于耳蜗、前半规管和颅后窝脑膜之间。前半规管位于内耳道后、上、外侧,前半规管所在平面与内耳道夹角约60°;耳蜗位于膝状神经节前、下、内侧,内耳道前、内侧为岩尖气房,这些岩尖气房与耳蜗、颈内动脉相毗邻

小号磨光钻

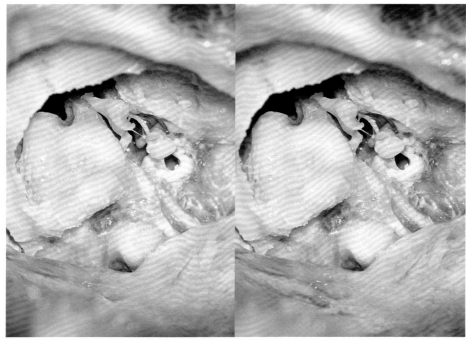
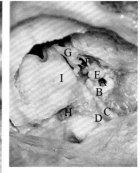

A. 咽鼓管鼓室口

B. 鼓膜张肌

C. 岩浅小神经

D. 岩浅大神经

E. 锤骨头

F. 鼓索神经

G. 移位的砧骨

H. 面神经迷路段

I. 外半规管

显露面神经迷路段(左)

于膝状神经节内侧、耳蜗与前半规管之间磨骨,追踪、显露面神经迷路段及内耳道段;于岩浅大神经外侧小心磨除骨质,显露与之平行的岩浅小神经,岩浅小神经为舌咽神经鼓室支经鼓室小管上口穿入颅底而成,走行于岩浅小神经沟内,经蝶骨大翼无名孔进入耳神经节。以钩针分离锤砧关节,游离砧骨,显露其内侧的面神经水平段;于鼓膜张肌外侧磨除部分骨质,显露咽鼓管鼓室口

钩针、小号磨光钻

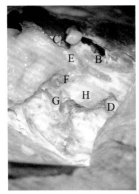

A. 咽鼓管
B. 鼓膜张肌
C. 镫骨头
D. 颈内动脉
E. 面神经水平段
F. 面神经迷路段
G. 内耳道
H. 耳蜗

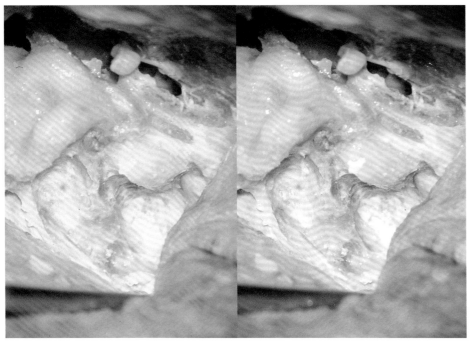

显露面神经水平段及内耳道（左）

切除已游离的砧骨，显露面神经水平段；磨除内耳道周围骨壁，显露内耳道；去除耳蜗底周前内方的骨质，显露颈内动脉水平段后上部

钩针、中号磨光钻

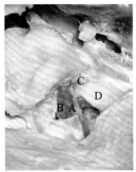

A. 面神经内耳道段
B. 前庭上神经
C. 面神经迷路段
D. 耳蜗

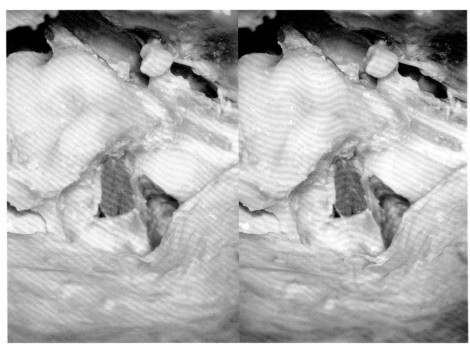

开放内耳道（左）

用钩针撬除内耳道上壁的菲薄骨板，用眼科剪自外向内剪开内耳道硬脑膜全长，充分显露内耳道内的结构；从颅中窝径路观察内耳道，位于前上方的为面神经，后上方的为前庭上神经，蜗神经位于面神经下方，前庭下神经位于前庭上神经下方，面神经与前庭上神经之间为垂直嵴，面神经与蜗神经之间为横嵴

钩针、眼科剪

147

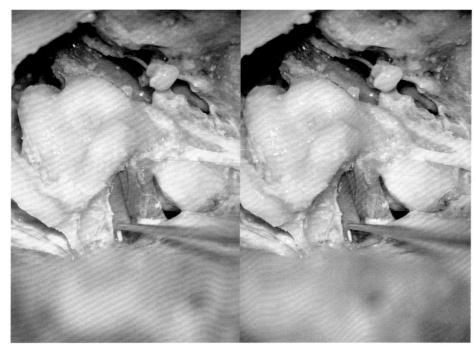

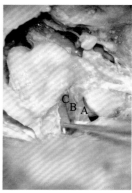

A. 面神经
B. 前庭上神经
C. 前庭下神经

显露前庭下神经（左）

用钩针将面神经及前庭上神经轻轻牵向前方,显露前庭上神经下方的前庭下神经

直角钩针

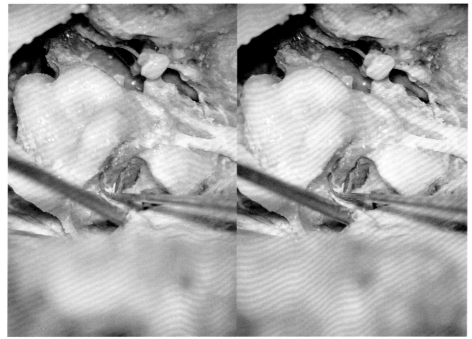

A. 面神经
B. 蜗神经

显露蜗神经（左）

用钩针将面神经及前庭上神经轻轻牵向后方,显露位于面神经下方的蜗神经

钩针

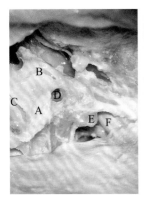

A. 前半规管（残余）

B. 外半规管（残余）

C. 后半规管（残余）

D. 前庭池

E. 耳蜗底周

F. 颈内动脉水平段

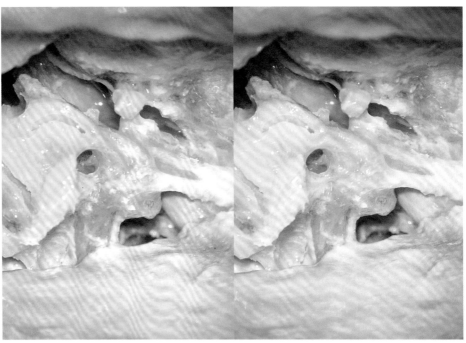

开放半规管及前庭（左）

用中号磨光钻依次开放 3 个半规管，可见 3 个半规管管腔所在平面相互垂直。切除前半规管壶腹端，并向后磨骨、开放前庭池

中号及小号磨光钻

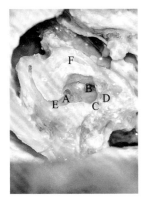

A. 后半规管壶腹

B. 球囊隐窝

C. 前庭上神经

D. 垂直嵴

E. 总脚

F. 外半规管

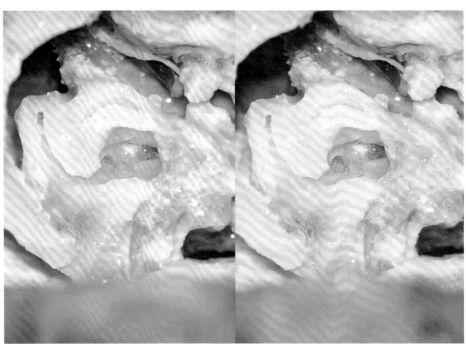

切除前半规管，开放前庭（左）

用磨光钻磨去前半规管，磨除部分前庭后内壁以扩大开放前庭。前庭池前下部向前通耳蜗前庭阶，外侧为镫骨底板与环韧带封闭，前庭池后下部可见后半规管壶腹，前庭内壁构成内耳道底的一部分

小号及中号磨光钻

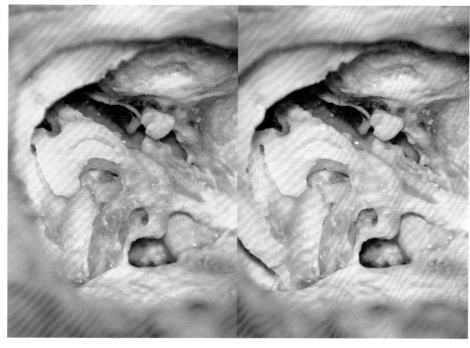
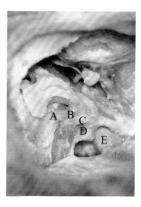

A. 后壶腹神经
B. 前庭上神经
C. 面神经
D. 耳蜗底周
E. 颈内动脉水平段

显露后壶腹神经,开放耳蜗底周(左)

后壶腹神经(单孔神经)支配后半规管壶腹,以小号磨光钻于前庭后壁中部钻磨,探查后壶腹神经;磨除部分耳蜗骨质,开放耳蜗底周

小号磨光钻

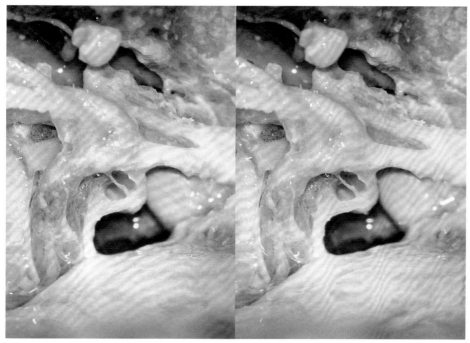
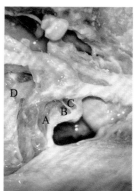

A. 蜗神经
B. 鼓阶
C. 前庭阶
D. 后壶腹神经

开放耳蜗底周(左)

磨除耳蜗骨壁,开放耳蜗底周,可见残余的骨螺旋板及基底膜将骨蜗管分隔成上下两个隧道,即前庭阶与鼓阶

小号磨光钻

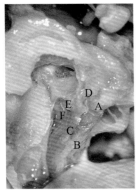

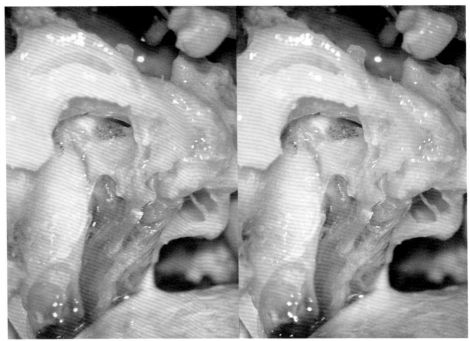

A. 面神经迷路段

B. 面神经内耳道段

C. 前庭上神经

D. 垂直嵴

E. 横嵴

F. 前庭下神经

内耳道底（左）

内耳道底为横嵴分为大小不等的上、下两区。上区又被一垂直嵴分为前、后两部：前部为面神经管区，面神经内耳道段自此进入骨管并延续为迷路段，向外达膝状神经节；后部为前庭上区，穿过前庭上神经终末支。下区的前方为蜗区，为蜗神经通过，其后方为前庭下区，有前庭下神经终末支的球囊神经通过；前庭下区的后下方为一单孔，有前庭下神经的终末支后壶腹神经通过

小号磨光钻

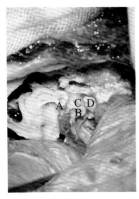

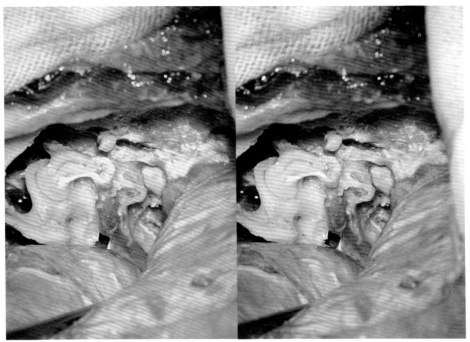

A. 向后翻转的膝状神经节和岩浅大神经

B. 耳蜗底周

C. 耳蜗中周

D. 颈内动脉水平段

开放耳蜗中周（左）

在远端切断岩浅大神经，并将其近端连同膝状神经节向后翻转，用小号磨光钻磨开耳蜗中周

小号磨光钻

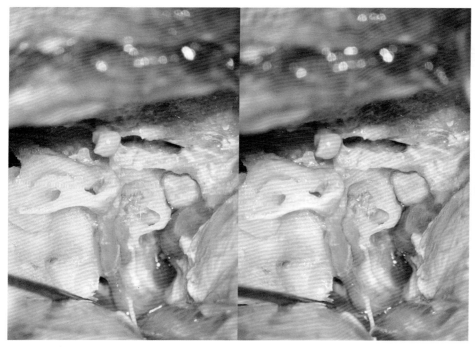
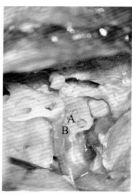

A. 蜗轴
B. 蜗神经

显露蜗轴内蜗神经（左）

继续磨除中周骨质，显露蜗轴及其内的蜗神经

小号磨光钻

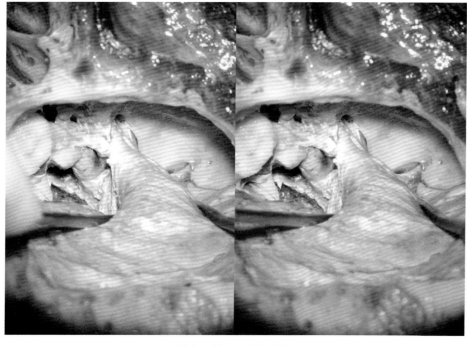
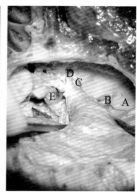

A. 蝶骨
B. 圆孔及三叉神经上颌支
C. 卵圆孔及三叉神经下颌支
D. 棘孔及脑膜中动脉
E. 颈内动脉

岩尖及其周围结构（左）

岩尖向前与蝶骨、枕骨相接，重要的解剖结构有圆孔、卵圆孔及棘孔，分别通行三叉神经上颌支、下颌支及脑膜中动脉

骨膜剥离子

（王国建）

第七章

乙状窦后径路

Retrosigmoid Approach

一、乙状窦后径路涉及的术式

该径路适用桥小脑角（cerebellopontine angle，CPA）的各种病变，其最大优点是可以在保护面听神经束的同时最大限度的显露桥小脑角内的病变，缺点是需通过脱水或使用脑压板压迫小脑半球后才能充分显露桥小脑角后下部病变，术后不良反应可能较重。经乙状窦后径路可以开展的手术有：

1. 听神经瘤切除术

2. 前庭神经切断术（梅尼埃病）

3. 颅内神经微血管减压术（舌咽神经痛、三叉神经痛、面肌痉挛）

4. 面神经梳理术（面肌痉挛）

5. 听觉脑干植入术

6. 脑干和小脑实质病变

7. 椎基底动脉系统的血管性病变

8. 胆脂瘤、脑膜瘤等桥小脑角其他病变切除术等

二、相关解剖结构

1. 小脑（cerebellum） 位于大脑半球后方的颅后窝内，覆盖在脑桥及延髓之上，横跨于中脑和延髓之间；小脑由胚胎早期的菱脑分化而来，与大脑、脑干和脊髓有丰富的传入和传出联系，参与躯体平衡和肌肉张力的调节，以及随意运动的协调。

2. 桥小脑角（cerebellopontine angle） 是颅后窝前外侧略呈三棱锥体的空间，由前内侧的脑桥外缘、外后方的岩骨内缘及后下方的小脑半球外侧构成一个锥形窄小的空间；此区集中了听神经、面神经、三叉神经及岩静脉、小脑前上动脉等重要解剖结构，患者常因听神经瘤或脑膜瘤等占位性病变压迫、侵犯上述结构而产生桥小脑角区综合征。

3. 乙状窦（sigmoid sinus） 位于乙状沟内，颅内脑膜窦之一，接受横窦回流血液并经颈静脉球注入颈内静脉。顶切迹与乳突尖的连线为乙状窦的体表标志线，代表乙状窦在颅内的走向，顶切迹和乳突尖又分别为乙状窦上膝和下膝的体外标记。乙状窦为乙状窦后径路的前界。

4. 横窦（transverse sinus） 颅内脑膜窦之一，起于窦汇，沿枕骨和顶骨后下的横窦沟走行，并于颞骨岩部后方移行为乙状窦，横窦是乙状窦后径路的上界。

5. 乳突导血管（mastoid emissary） 位于枕乳交界处，一根或数根，位置不定，大小不一，乳突导血管通过乳突孔，引流枕部静脉回流入乙状窦。

6. 颞线（temporal line） 颞线前接颧弓根上缘，为颞肌下缘附着处和乳突手术的上界，同时也是颅

中窝底的体表投影线。

7. 顶切迹（parietal notch） 颞鳞和乳突后缘的交界处形成的切迹,与顶骨乳突角相对应,是定位乙状窦体表投影的标志之一。

8. 内耳道（internal auditory meatus） 位于岩部后面中部的通道,向内经内耳门开口于颅内,向外由内耳道底封闭并与内耳相隔,内耳道内容纳面神经、蜗神经、前庭神经、中间神经及迷路动、静脉。

9. 小脑前下动脉（anterior inferior cerebellar artery） 自基底动脉分出,常在面听神经束前分为头侧干和尾侧干,头侧干在内耳门处形成血管襻,并分出迷路动脉、回返穿动脉等分支。

10. 小脑后下动脉（posterior inferior cerebellar artery） 小脑后下动脉多起源于同侧椎动脉,供应小脑半球下部,且与同侧后组脑神经关系密切。

11. 岩静脉（petrosal vein） 又称 Dandy 静脉,起自小脑前部,由来自脑桥、小脑半球、脑干和第四脑室的许多属支在小脑脑桥池汇合而成,向前外侧走行,多位于三叉神经背外侧,在内耳门与 Meckel 腔(位于颅中窝底部,容纳三叉神经半月神经节)之间进入岩上窦,引流小脑及脑干静脉血液。

12. 三叉神经（trigeminal nerve） 第 V 对脑神经,位于面听神经束的前上方,为混合神经,含有一般躯体感觉和特殊内脏运动两种神经纤维;自三叉神经半月节向前发出 3 条大的分支,从前至后依次为眼神经、上颌神经及下颌神经,分别支配头皮前部、面部、口腔和鼻腔的感觉和咀嚼肌运动。

13. 展神经（abducens nerve） 第 VI 对脑神经,属运动神经,起自脑桥展神经核,在脑桥延髓沟中线两旁出脑,向前行经眶上裂入眼眶,支配外直肌;该神经受损可致患侧眼球不能向外转动,形成内斜视。

14. 面神经（facial nerve） 第 VII 对脑神经,由感觉、运动和副交感神经纤维组成,分别司舌的味觉,面部表情肌运动,舌下腺、下颌下腺和泪腺的分泌。

15. 前庭蜗神经（cochleovestibular nerve） 第 VIII 对脑神经,自脑桥和延髓之间发出后进入内耳道,并在此分为蜗神经和前庭神经,分别司听觉与平衡。

16. 舌咽神经（glossopharyngeal nerve） 第 IX 对脑神经,由延髓发出,行向前外并经颈静脉孔前部出颅;舌咽神经包含感觉(一般躯体传入、特殊内脏传入和一般内脏传入)、运动(特殊内脏传出)和副交感(一般内脏传出)三种神经纤维,司同侧舌后 1/3 味觉、颈动脉体感觉,并支配茎突咽肌和腮腺。

17. 迷走神经（vagus nerve） 第 X 对脑神经,起于延髓,与舌咽神经、副神经并行经颈静脉孔出颅,是脑神经中行程最长、分布最广的一对神经,含有感觉、运动和副交感神经纤维;迷走神经支配呼吸、消化两个系统的绝大部分器官以及心脏的感觉、运动以及腺体的分泌。

18. 副神经（accessory nerve） 第 XI 对脑神经,由颅根和脊髓根组成,经颈静脉孔出颅;颅根的纤维为特殊内脏运动纤维,最后加入迷走神经,脊髓根出颅后支配同侧斜方肌和胸锁乳突肌。

三、解剖概述

1. 皮肤切口 切口的定位非常重要,其目的是充分显露颅骨骨窗。做耳后 U 形切口,上起耳廓附着缘上方,下平乳突尖下方 1~2cm,向后延长 6cm,形成一蒂在前方的大 U 形皮瓣。

2. 颅骨开窗 上界为颞线,前界为乙状窦的体表投影线,拟切除骨瓣大小:5cm×5cm。定位后以小切削钻在骨瓣 4 个角打孔,而后以切削钻连接 4 个钻孔,游离骨窗处骨板,显露颅后窝硬脑膜;颅骨开窗后可见上方的横窦,前方的乙状窦的后缘。

注意事项:颅骨开窗需注意避免损伤乙状窦、横窦和硬脑膜,因而术前需明确定位乙状窦和横窦,接近乙状窦和横窦时应换用磨光钻,降低损伤概率;颅骨钻孔和分离骨瓣时应紧贴骨面分离,并注意防止探入骨瓣过深,以免损伤乙状窦、横窦和脑组织;在手术时乙状窦后显露的气房需要用骨蜡严格封闭,避免术后发生脑脊液耳(鼻)漏。

3. 切开硬脑膜　硬脑膜切开处应距离横窦和乙状窦 2~3mm,以缝线将蒂在前方的硬脑膜牵向前方。切开硬脑膜时注意避免损伤静脉窦、软脑膜表面的小血管和脑组织。

4. 显露桥小脑角　将硬脑膜瓣向前牵开后,于小脑表面铺一层湿脑棉,以脑压板向后上方牵拉小脑,切开桥小脑角池或小脑延髓池(枕大池)软脑膜,引流脑脊液,做颅后窝减压,使小脑向内塌陷。最后以脑压板将小脑压向后内,分离蛛网膜束和桥静脉,开放桥小脑角区。

注意事项:解剖所用标本多数被福尔马林长期浸泡,小脑脑组织坚硬,难以向后压缩,影响术野显露,此时可去除部分小脑内部组织(保留小脑表面结构),直至可通过压迫小脑而充分显露桥小脑角;此外,操作中须保持电钻的稳定性,防止钻头卷住周围组织,损伤血管和神经。

5. 桥小脑角的神经血管解剖　乙状窦后径路的开放范围上至小脑幕,下至颈静脉孔和枕骨大孔,内面是中枢神经系统,包括小脑半球、脑桥和延髓上部的外侧面,因此,第Ⅴ~Ⅺ对脑神经入脑干部及小脑脑桥角池部均清晰可见;内耳道内经行的神经为前庭神经、面神经和蜗神经,三叉神经位于面听神经束的前上方,舌咽神经、迷走神经和副神经位于面听神经束的下方,小脑前下动脉发出的迷路动脉穿行于蜗神经、面神经和前庭神经之间。

6. 内耳道解剖　蜗神经、面神经和前庭神经离开脑干后形成一神经束进入内耳道,由内耳门开始磨除内耳道后、上方的骨质,充分显露内耳道,辨别内耳道内的神经及其空间关系。

注意事项:经乙状窦后观察内耳道,需注意各神经在内耳道内的相对位置:①内耳道内,前庭上、下神经位于后上、后下,面神经与蜗神经位于前上与前下;②脑干处,自上向下依次为前庭神经、蜗神经和面神经。

四、解剖目标要求

1. 熟练使用不同类型和大小的钻头。
2. 掌握手术器械的优缺点,并能依据需要选择最佳的器械。
3. 掌握乙状窦、横窦和颅骨骨窗的定位技术。
4. 掌握乙状窦后骨窗开放技术。
5. 掌握桥小脑角内脑神经和血管的定位及毗邻关系。
6. 掌握内耳道底至脑干段蜗神经、面神经和前庭神经的相对位置关系。

参考文献

［1］ 孔维佳.耳鼻咽喉头颈外科学.北京:人民卫生出版社,2005
［2］ 黄选兆,汪吉宝,孔维佳.实用耳鼻咽喉头颈外科学.第2版.北京:人民卫生出版社,2008
［3］ 杨伟炎,翟所强.头颈解剖及颞骨外科.北京:人民军医出版社,2002
［4］ Brackmann,Shelton,Arriaga 著.耳外科学.第2版.孙建军,译.北京:人民军医出版社,2006
［5］ Sanna M,Khrais T,Falcioni M. The Temporal Bone:A Manual for Dissection and Surgical Approaches. New York:Thieme,2005
［6］ 姜泗长,杨伟炎,顾瑞.耳鼻咽喉-头颈外科手术学.第2版.北京:人民军医出版社,2007

(刘　军)

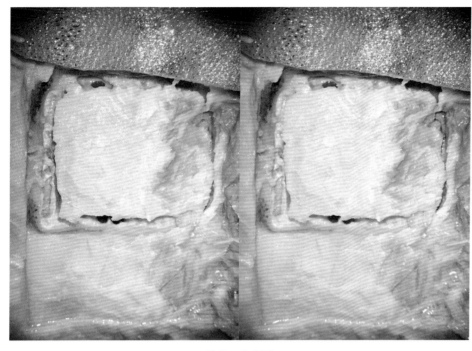
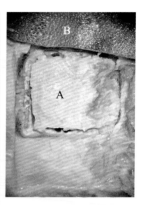

A. 枕骨骨瓣
B. 耳后皮瓣

枕骨开窗(右)

于颞骨标本上切除较大范围的耳后、枕部皮肤及皮下组织,或做耳后大 U 形切口(分别自耳屏上方 2cm 及乳突尖下方 1cm 向后做蒂在前方的切口,切口前后径约 6cm),显露顶切迹、颞线、乳突尖等解剖结构,而后以颞线的后延线为上界,以顶切迹与乳突尖连线为前界,于乙状窦后枕骨上做一 5cm×5cm 大小的骨窗

手术刀、骨膜剥离子、中号切削钻

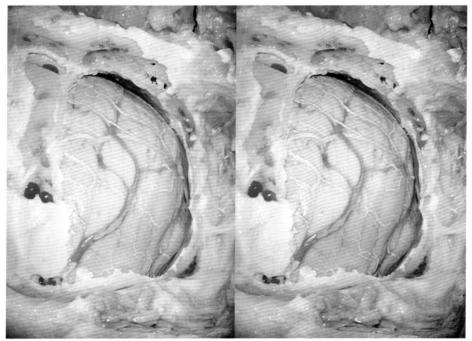
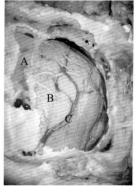

A. 横窦
B. 小脑
C. 小脑半球下静脉

切开硬脑膜显露小脑(右)

去除枕骨骨瓣,切除骨瓣下方的硬脑膜(或做蒂在前方的硬脑膜瓣),显露小脑。切开前需反复确认乙状窦与横窦的位置,以免误伤

眼科剪、剥离子

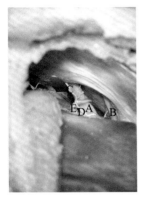

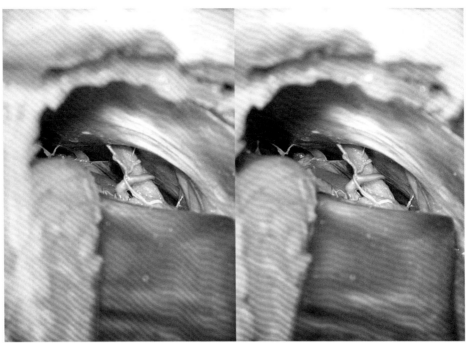

A. 面听神经束
B. 后组脑神经
C. 迷路动脉
D. 回返穿动脉
E. 小脑前下动脉

显露小脑脑桥角区面听神经束(右)

以脑压板向后下牵开小脑半球,充分显露小脑脑桥角区。解剖中若显露受限,可掏除部分小脑脑实质,以扩大视野。面听神经束一般位于术野中部,向外进入内耳道,周围有襻状的小脑前下动脉。小脑前下动脉发自基底动脉,多于面听神经束前分为头干与尾干,头干于内耳道口处形成血管襻,并分出迷路动脉供应内耳,部分标本尚可见头干发出的回返穿动脉

脑压板

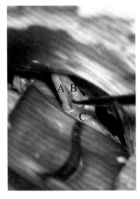

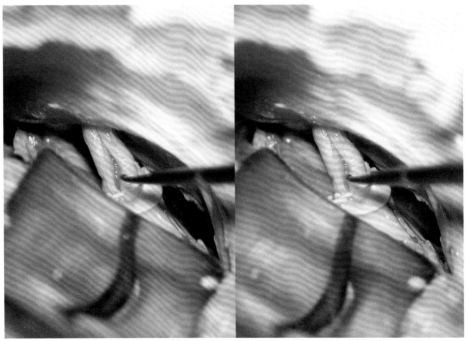

A. 前庭神经
B. 蜗神经
C. 小脑前下动脉

前庭神经与蜗神经(右)

在内耳道底、内耳道口、小脑脑桥角中部、脑干4个层面上,面神经在面听神经束中的相对位置分别为:前上、前上、前、下,蜗神经在内耳道底位于面神经下方,在脑干层面位于面神经后上方。上图中以直针分离面听神经束可见位于上方的前庭神经,下方的蜗神经及其周围的小脑前下动脉,面神经位于面听神经束的前下方,尚未显露

直针

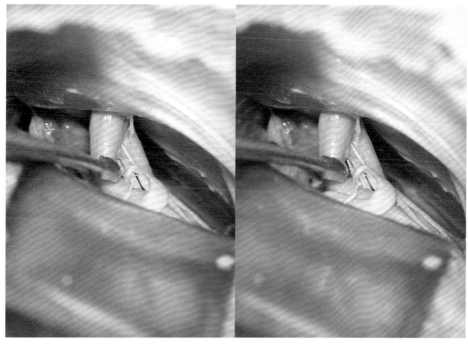

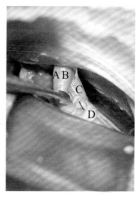

A. 前庭神经

B. 蜗神经

C. 面神经

D. 小脑前下动脉

面神经（右）

以中耳剥离子分离面听神经束并向上牵拉前庭蜗神经，可显露位于前方的面神经

脑压板、中耳剥离子

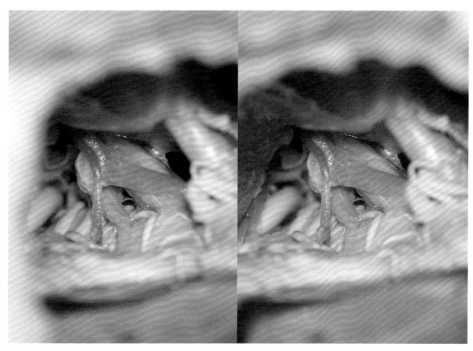

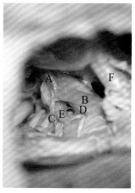

A. 岩静脉

B. 小脑中脚静脉

C. 小脑脑桥裂静脉

D. 三叉神经感觉根

E. 三叉神经运动根

F. 面听神经束

岩静脉及三叉神经（右）

向上观察，可见粗大的三叉神经及岩静脉，三叉神经可分为前内方较细的运动根和后方较粗的感觉根。三叉神经根上方有一粗大的岩静脉（Dandy 静脉），引流小脑中脚静脉、小脑脑桥裂静脉等至岩上窦，伤及岩静脉可致术中大出血，阻断该血管可能导致小脑半球引流不畅、小脑严重肿胀、颅压增高等严重并发症，危及生命

脑压板、中耳剥离子

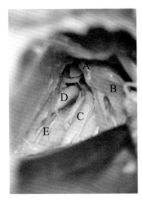

A. 岩静脉
B. 小脑中脚静脉
C. 小脑上动脉
D. 大脑后动脉
E. 滑车神经

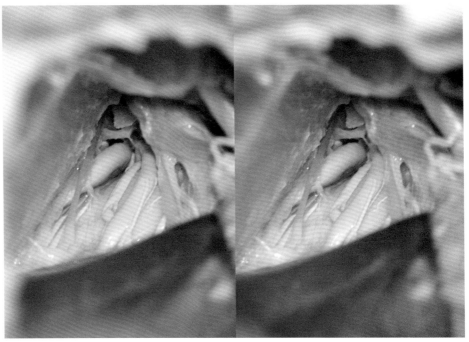

大脑后动脉、小脑上动脉与滑车神经（右）

继续向三叉神经上方观察，并切除小脑脑桥裂静脉，可见上方的大脑后动脉、滑车神经及小脑上动脉。大脑后动脉与小脑上动脉均发自基底动脉顶端分叉处，分别供应大脑后部与小脑上部组织

脑压板、中耳剥离子、剪刀

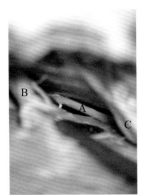

A. 展神经
B. 面听神经束
C. 后组脑神经

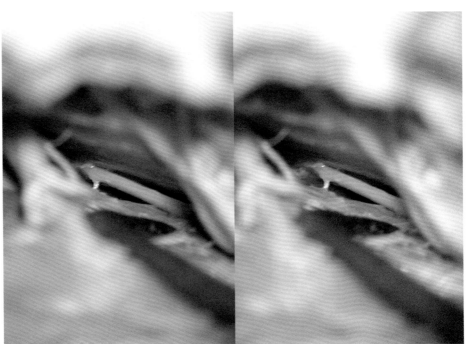

显露展神经（右）

展神经自脑桥延髓沟近中线处出脑干，在小脑脑桥池中上行，其外侧上、下分别为面听神经束与后组脑神经

脑压板、中耳剥离子

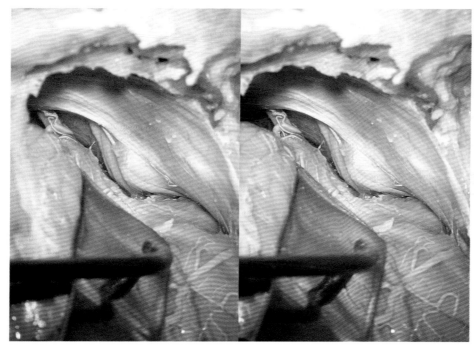

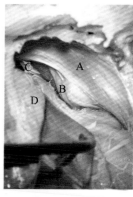

A. 乙状窦
B. 后组脑神经
C. 面听神经束
D. 小脑

乙状窦及后组脑神经（右）

观察术野下部，可见面听神经束下方的后组脑神经和位于硬脑膜外侧的乙状窦，后组脑神经中的舌咽神经、迷走神经、副神经经颈静脉球下方的颈静脉孔出颅，舌下神经单独经舌下神经孔出颅

脑压板、中耳剥离子

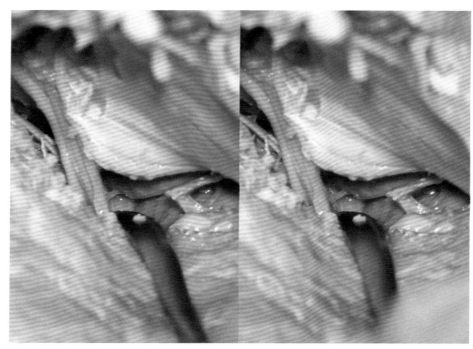

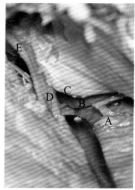

A. 小脑后下动脉
B. 椎动脉
C. 副神经
D. 迷走神经
E. 舌咽神经

后组脑神经与小脑后下动脉（右）

后组脑神经中的舌咽、迷走、副神经自延髓后外侧发出后，经颈静脉孔出颅，其下方较为粗大的血管为小脑后下动脉，多由同侧椎动脉发出，供应小脑半球下部

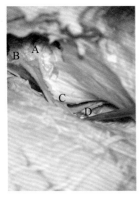

A. 迷走神经

B. 舌咽神经

C. 副神经

D. 小脑后下动脉

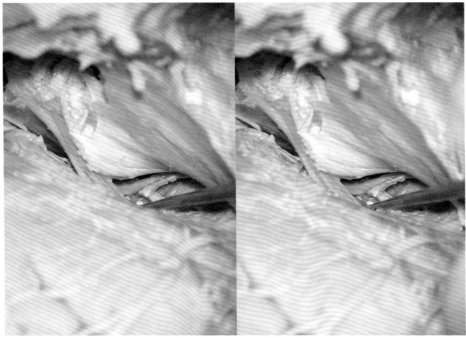

经颅内观察颈静脉孔(右)

经乳突切除乙状窦及颈静脉球,开放颈静脉孔,观察后组脑神经出颅行程。可见颅内段舌咽神经与迷走神经关系密切,副神经独自行走于二者下方;进入颈静脉孔后,舌咽神经独自经岩下窦前方出颅,迷走神经与副神经相伴经岩下窦后方出颅。颅后窝肿瘤压迫后组脑神经常可导致颈静脉孔区综合征

脑压板、中耳剥离子

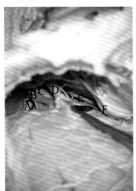

A. 大脑后动脉

B. 岩静脉

C. 三叉神经

D. 面听神经束

E. 展神经

F. 后组脑神经

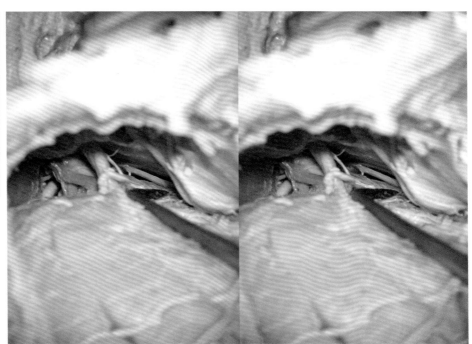

桥小脑角区整体观(右)

用脑压板将小脑向后牵拉,显露桥小脑角区。由上至下依次可见大脑后动脉、岩静脉、三叉神经、面听神经束、展神经、后组脑神经等结构

(赵建东)

第八章

颞下窝径路
Infratemporal Fossa Approach

一、颞下窝径路涉及的术式

颞下窝径路 A 型:属于颈静脉孔区手术入路,可达颈静脉孔区、迷路下区、岩尖部、颞下窝后部、颈内动脉垂直段及颈内动静脉间隙上部等硬膜外病变,是侧颅底外科的常规术式。此径路要求前移面神经、切除鼓部和茎突、处理二腹肌以充分显露术野。经颞下窝径路 A 型可以开展的手术有:

1. C 型及 D 型颈静脉球体瘤切除术

2. 低位脑神经鞘膜瘤及脑膜瘤切除术

3. 迷路下及岩尖部胆脂瘤切除术

4. 斜坡下部脊索瘤切除术

5. 面神经鞘膜瘤切除术

6. 颞下窝恶性肿瘤切除术

7. 颞下窝侵袭性脑膜瘤切除术

8. 放射治疗不敏感的外、中耳恶性肿瘤切除术等

颞下窝径路 B 型:属颞下窝的迷路外手术入路,与颞下窝 A 型入路相比,术区向内、前扩展,无需移位面神经,术区可深达岩尖、枕骨斜坡及颞下窝上部。经此径路可以开展的手术有:

1. 岩尖及迷路下胆脂瘤(胆固醇肉芽肿)切除术

2. 斜坡肿瘤切除术

3. 岩骨巨细胞瘤切除术

4. 鼻咽癌或外、中耳鳞状细胞癌切除术

5. 颅咽管瘤、颅咽瘘管切除术等

颞下窝径路 C 型:是颞下窝径路 B 型进一步向前扩展的手术入路,通过切除翼板,必要时还需切断上颌神经,可显露鼻咽部、翼腭窝、咽鼓管、鞍旁和蝶窦等区域。经颞下窝径路 C 型可以开展的手术有:

1. 颞下窝及咽鼓管周围肿物切除术

2. 放射治疗失败的鼻咽癌切除术

3. 翼腭窝或颞下窝鼻咽纤维血管瘤切除术

4. 侵及鞍旁区的颞下窝肿瘤切除术等

本章主要展示 A 型手术径路。

二、相关解剖结构

1. 颞下窝(infratemporal fossa) 位于颧弓深面及下方、下颌支深面及上颌骨后方的不规则间隙,颞

下窝通过颧弓深面和脑颅骨浅面间的腔隙与颞窝相通。颞下窝的外界为下颌骨升支和髁突,内侧为翼突外侧板,前界为上颌窦后外壁,后界为蝶下颌韧带,上界为蝶骨大翼和颞窝,下界为下颌角附近翼内肌的附着处;颞下窝内含有颞肌下部、翼内肌、翼外肌、上颌动脉、翼静脉丛、下颌神经、下牙槽神经、舌神经、颊神经、鼓索神经及耳神经节。

2. 腮腺(parotid gland)　3 对唾液腺中最大的 1 对,位于外耳道前下方、下颌支和乳突之间,形似一尖向内、底朝外的锥体;腮腺外有颈深筋膜套层构成的腮腺鞘包被,可分为深、浅二叶,面神经主干出茎乳孔后经腮腺后内侧进入腮腺,并于腮腺深、浅叶之间分为上、下两干及腮腺丛,最后由腮腺丛发出 5 组终支穿出腮腺。

3. 斜坡(clivus)　颅后窝前部中央、由鞍背延伸至枕骨大孔的一个斜面。

4. 颈动脉鞘(carotid sheath)　上起颅底,下至纵隔,包绕颈内动、静脉和迷走神经的结缔组织鞘,与椎前筋膜及颅底结合紧密。

5. 茎突(styloid process)　位于鼓部下方、颈静脉窝和颈内动脉管外口的外侧,远端为茎突咽肌、茎突舌肌、茎突舌骨肌、茎突舌骨韧带和茎突下颌韧带附着,茎突在发育过程中不断被这些肌肉和韧带牵拉而伸向前下方,颞下窝径路中因茎突覆盖了颈内动、静脉,故术中需予以切除。

6. 颈静脉孔(jugular foramen)　枕骨与颞骨岩部共同围成的骨孔,其内有第Ⅸ、Ⅹ、Ⅺ脑神经,以及颈内静脉和枕动脉分支通过。

7. 颈静脉球体(glomus jugularis)　颈静脉球顶部外膜上一类似颈动脉体组织的化学感受器,大小约 0.5mm×0.5mm×0.25mm,扁卵圆形,一个或数个。

8. 颈静脉球体瘤(glomus jugulare tumor)　起源于颈静脉球体的血管瘤样肿瘤。

9. 乳突导血管(mastoid emissary)　位于枕乳交界处,一根或数根,位置不定,大小不一,乳突导血管通过乳突孔,引流枕部静脉回流入乙状窦。

10. 后组脑神经(lower cranial nerve)　第Ⅸ、Ⅹ、Ⅺ、Ⅻ对脑神经的统称。此 4 组脑神经在脑神经中排序最靠后,解剖上其神经根位置接近,除第Ⅻ对脑神经单独经舌下神经孔出颅外,第Ⅸ、Ⅹ、Ⅺ对脑神经并行经颈静脉孔出颅,后组脑神经麻痹后可出现呼吸困难、声嘶、呛咳、耸肩困难等症状。

三、解剖概述

颞下窝 A 型手术径路的解剖范围涉及鼓部、岩部、乳突、颈静脉孔区以及颈部,是侧颅底外科的常规术式。开展颞下窝手术或解剖必须要有过硬的颞骨解剖基本功,并要掌握颞下窝径路的解剖步骤和要点。

1. 切口　自耳廓附着处上方 4~5cm 起始做耳后大"?"形切口,切口中部距耳后沟 3~4cm,切口经乳突尖后转向前下并垂直延伸至上颈部。切口需足够大,以便显露足够的术野,并可间接使术腔变浅(软组织被大范围分离,即相当于减少了从体表至术腔底部的距离)。

2. 探查面神经主干　面神经主干经茎乳孔出颅后以 105° 角转向前外方,行进 1cm 后进入腮腺,面神经主干距皮肤约 1.5cm。解剖中,可用眼科剪于乳突尖与鼓部下端之间,沿二者夹角的角平分线自外向内沿面神经主干走行方向分离。茎乳孔位于茎突根部后方,循茎突根部向后分离,亦可找到面神经主干。颧骨与乳突尖的连线与外耳道软骨的相交处为一指示点(外耳道软骨前内侧缘,轻压耳屏可触及),面神经主干多位于此点的内面。

注意事项:①分离软组织前必须依靠多个解剖标志、多种定位方法确定面神经主干的位置;②分离软组织的方向必须平行于面神经主干走行方向,以免横断面神经;③遇到条索状的结构切不可盲目切断,需细心游离、确定性质后方可进行处理;④确定面神经主干位置有困难者不可强行解剖面神经,可换用经乳突径路,循茎乳孔追踪并显露面神经主干。

3. 扩大的乳突轮廓化　在常规乳突轮廓化的基础上切除颞线上方2cm及乙状窦外侧骨皮质。因颞下窝A型手术径路中需要切除鼓室内容物,故在此步骤中可一并切除外耳道后壁、封闭外耳道、切除鼓膜;继之,切除上鼓室外侧壁至与外耳道前壁平齐、切除外耳道下壁直至显露下鼓室,最后在上鼓室前端做面神经改道的骨管。

4. 切除鼓室内容物　分离砧镫关节、剪断鼓膜张肌腱及镫骨肌腱,切除鼓膜、锤骨、砧骨、鼓索神经,切除镫骨前后足弓。

注意事项:切除鼓室内容物前需先分离砧镫关节,以免操作过程中损伤听骨链或将镫骨牵拉下来。

5. 切除乳突尖与茎突　磨除轮廓化的二腹肌嵴嵴顶、磨除茎乳孔外侧骨质及二腹肌嵴后端骨质,使乳突尖脱离乳突,而后切断附于乳突尖的肌肉及纤维结缔组织,彻底游离乳突尖并切除之;于茎乳孔前方、鼓部下方探查茎突位置,切断附于茎突的肌肉及纤维结缔组织,以咬骨钳自根部咬断茎突。切除乳突尖及茎突后即无骨性结构遮挡颅外段面神经主干和颈动脉鞘。

6. 面神经改道　颞下窝A型手术径路要求前移面神经,显露面神经内侧的颈静脉球,故需轮廓化自膝状神经节至茎乳孔的面神经,且茎乳孔外的面神经需分离至面神经分出颞面干和颈面干处。待面神经骨管开放达全周的2/3后,以双弯剥离子自面神经骨管中轻轻分离出面神经,切忌将面神经粗暴地硬性挤出。将游离的面神经水平段置于上鼓室前方新造的面神经骨管内,将包绕面神经的结缔组织(茎乳孔周围结缔组织)缝合到术腔前壁腮腺组织上,将面神经垂直段固定于术腔前壁的腮腺隧道内,完成面神经改道。

注意事项:①上鼓室外侧壁切除至与外耳道前壁平行即可,过度向前磨骨不仅存在开放下颌窝的风险,而且不利于面神经水平段的改道;②磨除膝状神经节外侧骨质时注意保护其向前发出的岩浅大神经,保留膝状神经节上方及内侧的骨质,以保护滋养面神经的血管;③茎乳孔处有致密结缔组织包绕面神经主干,切除茎乳孔周围骨质后,保留包绕面神经的纤维结缔组织,此组织不但有利于保护面神经的滋养血管,而且可作为固定物缝合于术腔前壁的腮腺组织上。

7. 显露颈静脉球　循乙状窦走行预估颈静脉球的位置,切除残留的面神经垂直段骨管,向内切除骨质,直至显露颈静脉球。注意:颈静脉球管壁较为薄弱,钻磨时需注意控制磨光钻的速度和力度,避免钻头径直"扎"入颈静脉球内。颈静脉球体瘤患者,肿瘤侵蚀颈静脉球周围骨质,因而愈接近颈静脉球处出血愈剧烈,故常规先行结扎颈部颈内静脉,并闭塞上游的乙状窦。

8. 显露颈内动脉　颈内动脉位于咽鼓管鼓室口的内下和鼓岬的前内方,以咽鼓管鼓室口和鼓岬为解剖标志定位颈内动脉水平段及垂直段位置,以中号磨光钻平行于颈内动脉垂直段的方向磨除骨质直至显露颈内动脉鞘,追踪已显露的颈内动脉,开放自颈内动脉外口至颈内动脉转折处的骨管,最后,循已显露的颈内静脉和颈静脉球向下追踪、显露上颈部的颈内动、静脉。

注意事项:①开放颈内动脉骨管的过程中应注意避免损伤位于后方的颈静脉球、后下方的颈内静脉和后上方的耳蜗;②颈内动脉外口及颈内静脉与颈静脉球交界处均有致密结缔组织连接血管与颅底骨质,此时可用解剖剪平行于血管走行方向锐性分离;③迷走神经走行于颈内动、静脉之间,副神经、舌咽神经位于颈静脉球内侧,分离血管时注意保护这些神经。

9. 颈静脉孔区解剖　封闭乙状窦、结扎颈部颈内静脉后即可开放颈静脉球,并闭塞颈静脉球内壁上或颈静脉球与颈内静脉交界处的岩下窦开口,继之切除部分乙状窦及颈静脉球,显露颈静脉孔区。颈静脉孔的内侧为岩下窦和后组脑神经,前方为颈内动脉。舌咽神经常于颈静脉球内侧、岩下窦前方独自出颈静脉孔,迷走神经与舌咽神经伴行经颈静脉球内侧、岩下窦后方出颈静脉孔。

10. 后组脑神经解剖　切除颅后窝硬脑膜,开放桥小脑角,可见自颅内发出的舌咽神经、迷走神经和副神经向外经颈静脉孔出颅。于颈静脉孔外继续追踪后组脑神经：①舌咽神经横跨颈内动脉,弓形向前,经舌骨舌肌内侧达舌根;②迷走神经位于颈内动、静脉之间伴行下降;③副神经向外下,并于跨越颈内静脉后经胸锁乳突肌深面继续向外下斜行进入斜方肌深面,支配胸锁乳突肌和斜方肌;④舌下神经独自经枕骨前方的舌下神经管出颅后于颈内动、静脉之间弓形向前达舌骨舌肌的浅面(舌下神经向前转折的位置较舌咽神经低),在舌神经和下颌下腺管的下方穿颏舌肌入舌,支配同侧全部舌内肌和舌外肌。

四、解剖目标要求

1. 熟悉颞下窝径路各型的手术范围。

2. 掌握颞下窝 A 型手术入路的解剖顺序。

3. 掌握颞下窝、腮腺、颈动脉鞘等解剖结构的毗邻及空间位置。

4. 掌握面神经移位技术。

5. 掌握颈动脉鞘的分离技术。

6. 掌握乙状窦封堵、颈静脉球切除和颈内静脉结扎技术。

7. 掌握后组脑神经的解剖方法。

参考文献

[1] Sanna M,Saleh E,Khrais T. 侧颅底显微外科手术图谱. 龚树生,译. 北京:人民卫生出版社,2011
[2] 韩东一. 神经耳科及侧颅底外科学. 北京:科学出版社,2008
[3] 王启华. 实用耳鼻咽喉头颈外科解剖学. 北京:人民卫生出版社,2010
[4] 李学佩. 神经耳科学. 北京:北京大学医学出版社,2007
[5] 王正敏. 王正敏耳显微外科学. 上海:上海科技教育出版社,2004

（戴　朴）

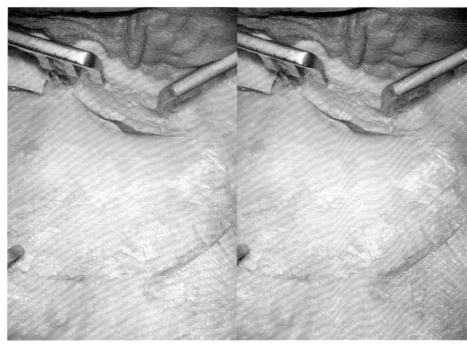
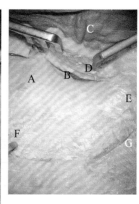

A. 颞线
B. 外耳道上棘
C. 耳廓
D. 耳后动脉
E. 乳突尖
F. 顶切迹
G. 胸锁乳突肌

显露乳突表面骨性标记(右)

做耳后弧形切口,切开皮肤及皮下组织全层,向前翻起耳后皮瓣,显露乳突。显露范围上至颞线,前至外耳道后壁,下达乳突尖,后至顶切迹及乳突后缘

手术刀、乳突牵开器、骨膜剥离子

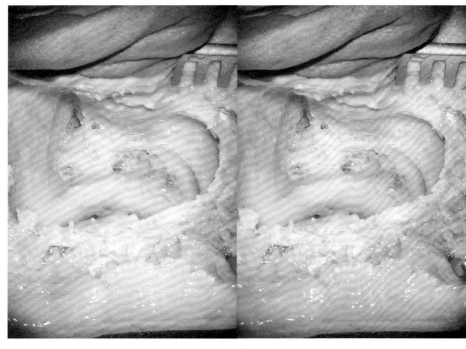
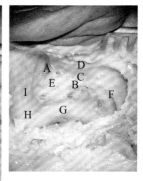

A. 鼓窦入口
B. 面神经
C. 鼓索神经
D. 削薄的外耳道后壁
E. 骨迷路
F. 二腹肌嵴
G. 乙状窦
H. 窦脑膜角
I. 乳突天盖

扩大切除乳突(右)

乳突骨皮质切除范围:上起颞线上方2cm处,后至乙状窦后缘,下至乳突尖,前至骨性外耳道后壁。削薄外耳道后壁,轮廓化乳突天盖、乙状窦、窦脑膜角、二腹肌嵴、面神经骨管及鼓索小管,切除乳突气房,扩大鼓窦入口,初步轮廓化骨迷路

大、中号切削钻,大、中号磨光钻

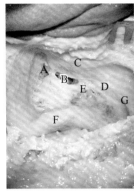

A. 上鼓室
B. 面神经隐窝
C. 外耳道后壁
D. 二腹肌嵴与面神经垂
直段交界处
E. 面神经
F. 乙状窦
G. 二腹肌嵴

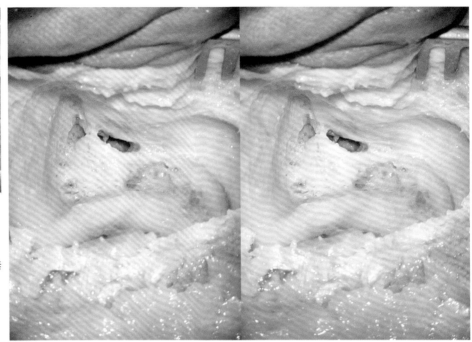

开放面神经隐窝（右）

以砧骨短脚、外半规管凸及外耳道后壁为解剖标志小心探查并开放面神经隐窝，显露鼓岬及砧镫关节。注意：①保护面神经、鼓索神经及外半规管；②高速转动的钻头切勿触碰完整的听骨链
小号切削钻及磨光钻、吸引器

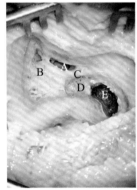

A. 面神经隐窝
B. 骨迷路
C. 面神经
D. 颈静脉球
E. 枕骨内的骨髓

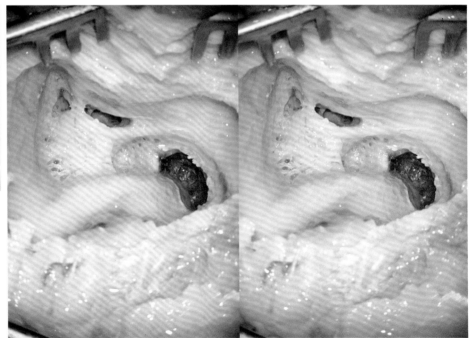

显露颈静脉球（右）

沿乙状窦向下追踪并轮廓化颈静脉球，颈静脉球位于面神经内侧、鼓室下方。磨除颈静脉球下方部分枕骨（其内含有骨髓，呈棕褐色），显露颈静脉球后下壁。注意：乙状窦及颈静脉球管壁较薄，需小心操作
中号磨光钻

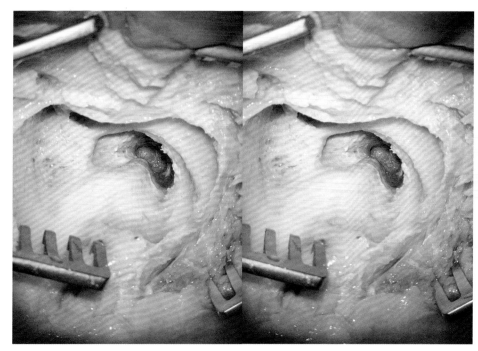

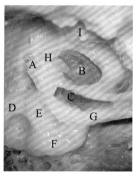

A. 骨迷路
B. 乙状窦
C. 颈静脉球
D. 外耳道后壁
E. 颈静脉球与颈内静脉
交界处

精细轮廓化颈静脉球（右）

精细轮廓化颈静脉球，观察乙状窦、颈静脉球及颈内静脉之间的延续关系
磨光钻

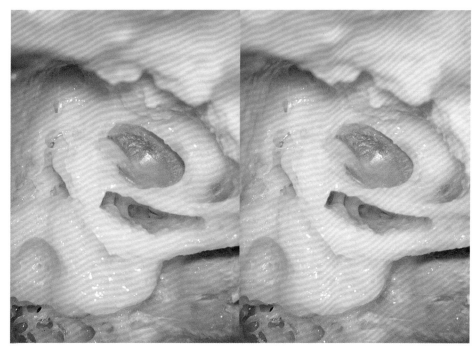

A. 锤砧关节
B. 鼓膜
C. 蜗窗龛
D. 前半规管
E. 外半规管
F. 后半规管
G. 面神经
H. 鼓室盾板
I. 下颌窝后壁

切除骨性外耳道（右）

切除骨性外耳道，向上轮廓化鼓室盖，向前显露下颌窝后壁，向下磨除鼓部至与鼓膜持平。可见：锤砧关节位于鼓室盾板内侧，外耳道前壁以一薄骨板与下颌窝相隔，鼓膜与外耳道前壁成一锐性交角，鼓索小管位于外耳道后壁内
中号磨光钻、中号切削钻

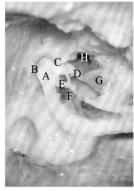

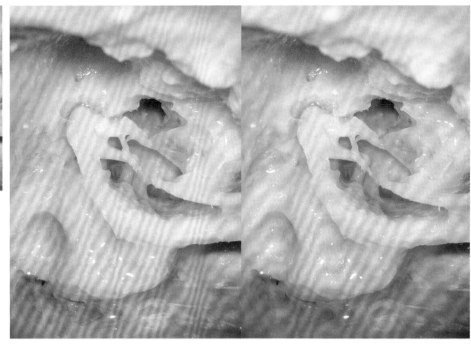

A. 砧骨短脚

B. 锤骨上韧带

C. 锤骨外侧韧带

D. 锤骨柄

E. 砧骨长脚

F. 镫骨

G. 鼓膜

H. 咽鼓管鼓室口

断"骨桥",向下剥离鼓膜(右)

磨除鼓室盾板,切断"骨桥"(前、后拱柱),显露上鼓室与听骨链。可见完整的听骨链、锤骨上韧带、锤骨外侧韧带、蜗窗龛、咽鼓管鼓室口、面神经及鼓索神经,注意各结构间的空间位置关系

中号切削钻、小号磨光钻、中耳剥离子

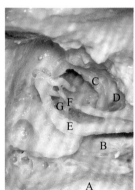

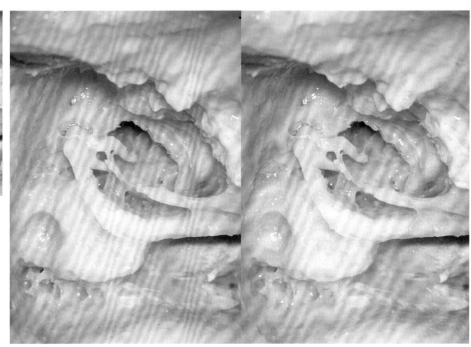

A. 乙状窦

B. 颈静脉球

C. 鼓沟

D. 鼓部(残余)

E. 面神经

F. 鼓索神经

G. 锥隆起

切除鼓膜,显露鼓室(右)

自鼓沟内分离出纤维鼓环,切除鼓膜,见鼓沟位于外耳道内端,同时可见鼓室下壁由不规则气房及骨嵴构成,经面神经隐窝尚可见蜗窗龛、锥隆起、镫骨等结构

中耳剥离子、麦粒钳

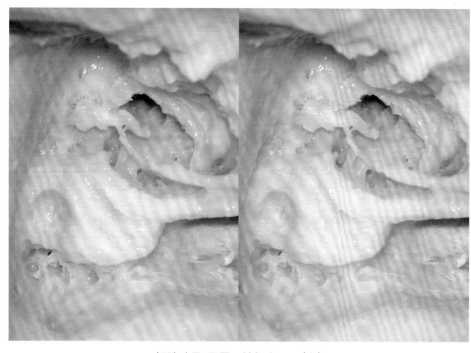
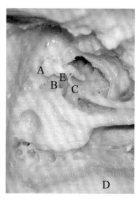

A. 锤骨上韧带
B. 面神经水平段
C. 鼓索神经
D. 乙状窦
E. 匙突

切除砧骨，显露面神经水平段(右)

以直角钩针游离砧镫关节与锤砧关节，切除砧骨，显露面神经水平段，可见其下方的镫骨及前下方的匙突

直角钩针

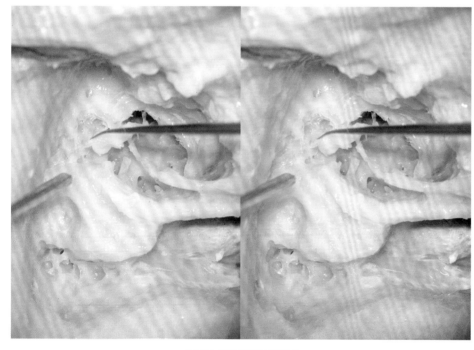
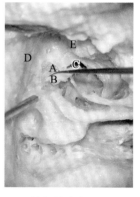

A. 上鼓室前隐窝
B. 锤骨头
C. 咽鼓管鼓室口
D. 鼓室盖
E. 下颌窝后壁

显露上鼓室前隐窝(右)

对比前图，以直角钩针向后牵拉锤骨头，显露其前方的上鼓室前隐窝，此处常为胆脂瘤上皮残留之处

直角钩针、吸引器

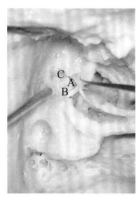

A. 匙突
B. 面神经水平段
C. 上鼓室前隐窝

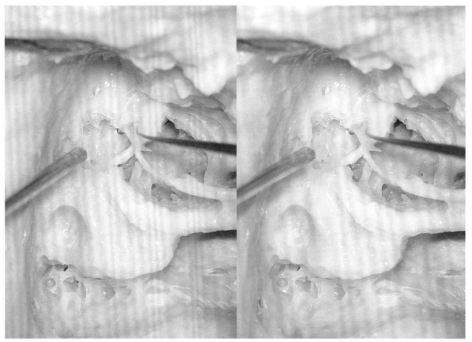

游离锤骨，探查上鼓室前隐窝（右）

将锤骨头拨向下方，充分显露上鼓室及上鼓室前隐窝，可见粉红色的面神经水平段及其下方白色匙突

直角钩针、吸引器

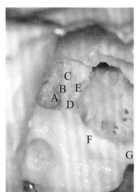

A. 面神经迷路段
B. 面神经膝状神经节
C. 岩浅大神经
D. 面神经水平段
E. 匙突
F. 面神经锥曲段
G. 面神经垂直段

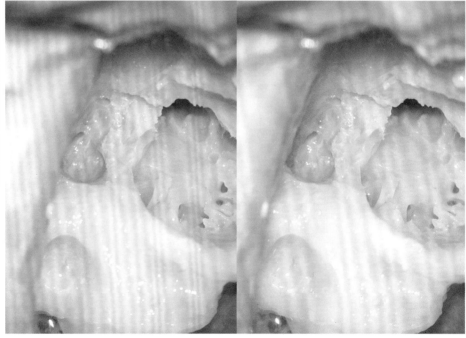

显露面神经迷路段及膝状神经节（右）

切除鼓室内鼓索神经，剪断匙突、取出锤骨，磨除上鼓室内侧、面神经水平段上方骨质，显露膝状神经节及面神经迷路段，同时可见由面神经膝状神经节向前发出的岩浅大神经

小号磨光钻

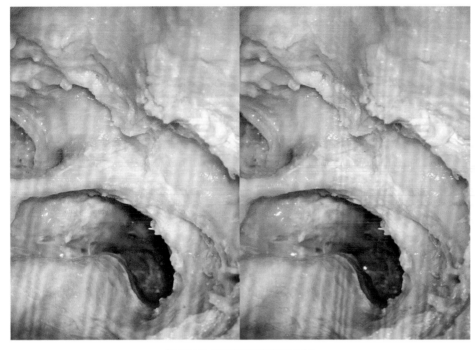

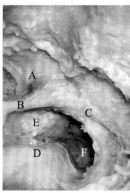

A. 鼓部（残余）
B. 面神经垂直段
C. 二腹肌嵴
D. 乙状窦
E. 颈静脉球
F. 枕骨

乙状窦与颈静脉球移行处（右）

乙状窦位于乳突后方，颈静脉球位于其前下方。颈静脉球位置多变，多数位于面神经垂直段内侧及鼓室后下方，循乙状窦小心追踪即可完全显露。需注意的是轮廓化颈静脉球时勿伤及其上外方的后半规管和外侧的面神经垂直段

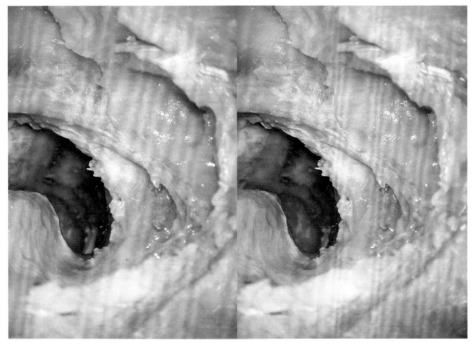

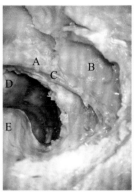

A. 茎乳孔
B. 乳突尖
C. 茎乳动脉
D. 颈静脉球
E. 乙状窦

茎乳动脉（右）

乳突尖内侧由外向内存在两个切迹，分别容纳二腹肌后腹与枕动脉，在乳突腔内开放二腹肌嵴，于二腹肌内侧可找到前后走行的茎乳动脉

中号切削钻、直角钩针

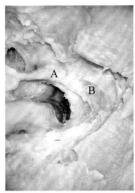

A. 茎乳孔
B. 二腹肌后腹

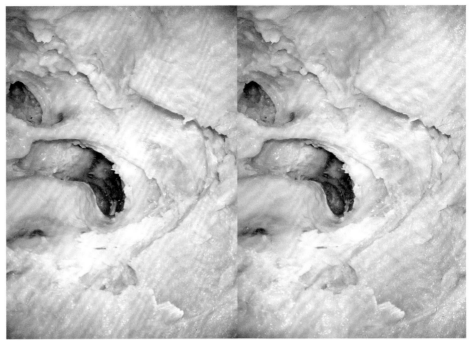

切除乳突尖(右)

以中号切削钻切除乳突尖与鼓部、乳突后壁及二腹肌嵴相连的骨壁,游离并切除乳突尖

中号磨光钻、手术刀

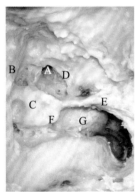

A. 咽鼓管鼓室口
B. 鼓室盖
C. 外半规管
D. 鼓沟
E. 茎乳孔
F. 后半规管
G. 颈静脉球

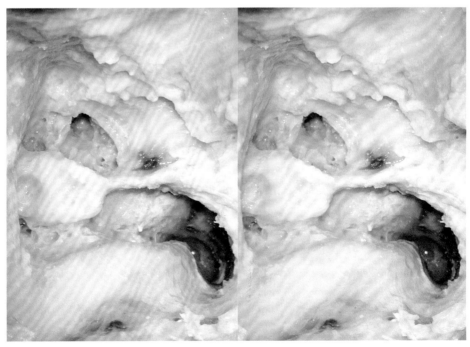

颞骨内面神经全程(右)

颞下窝入路除 A 型外,B、C 型均不需行面神经改道。面神经改道需游离膝状神经节至茎乳孔的面神经。部分气化好的标本在不切除迷路的前提下可显露部分面神经迷路段,如上图

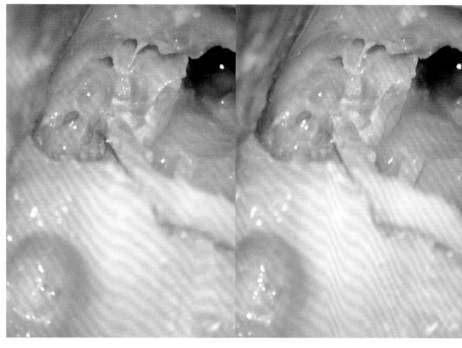

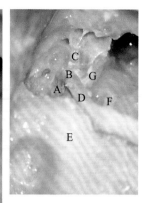

A. 面神经迷路段
B. 膝状神经节
C. 岩浅大神经
D. 面神经水平段
E. 外半规管
F. 镫骨
G. 匙突

游离面神经锥曲段及水平段(右)

沿面神经走行方向螺旋式轮廓化颞骨内面神经全程,磨至面神经骨管菲薄时以直角钩针或双弯剥离子挑开面神经骨管,待骨管周径显露达 1/2~2/3 后,方可以中耳剥离子或双弯剥离子从骨管中游离面神经。操作过程中需注意:①没有充分开放面神经骨管前不可强行游离面神经,以免造成面神经挤压或牵拉伤;②一般不需要切开面神经鞘膜

中、小号磨光钻,直角钩针,中耳剥离子,双弯剥离子

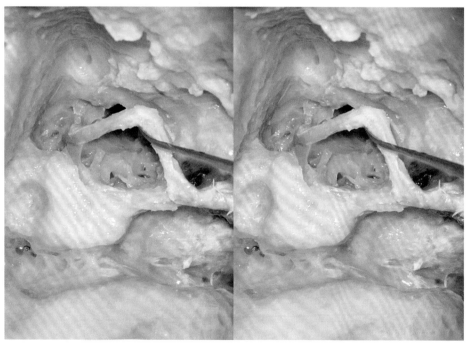

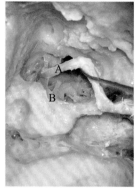

A. 面神经
B. 面神经骨管

游离面神经(右)

游离自膝状神经节至茎乳孔的面神经,于上鼓室前方的骨壁上磨制骨槽,以备容纳向前移位的面神经。注意:膝状神经节外侧不可有任何残留骨片,以免面神经前移时被残存骨片扎伤;保留膝状神经节上方的骨质可保存面神经血供,减少术后面神经麻痹的发生率

中、小号磨光钻,直角钩针,中耳剥离子

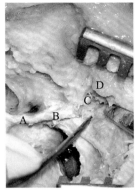

A. 面神经垂直段
B. 茎乳孔处面神经
C. 面神经颅外段主干
D. 腮腺

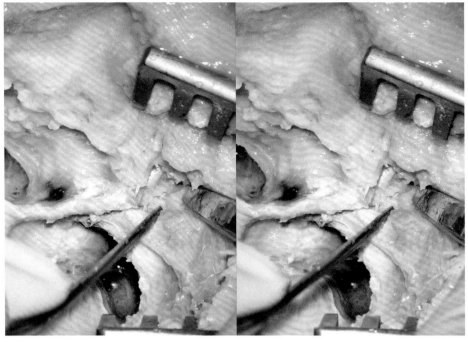

探查面神经颅外段主干(右)

以眼科剪平行于面神经走行方向逐层分离茎乳孔外软组织,探查面神经颅外段主干位置并游离面神经主干约 1cm,以减少面神经前移时的张力。注意:探查面神经颅外段时,分离组织的方向应平行于面神经走行方向,以免损伤面神经
眼科剪、眼科镊

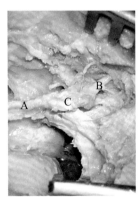

A. 面神经垂直段
B. 面神经颅外段主干
C. 茎乳孔处面神经及其周围结缔组织

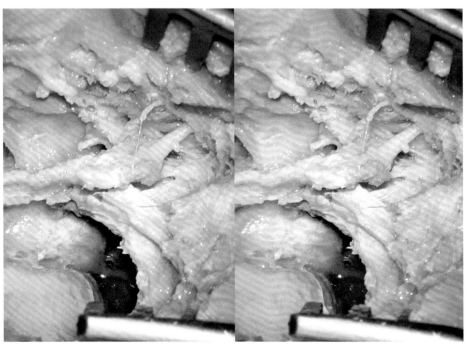

游离茎乳孔处面神经(右)

茎乳孔处结缔组织与面神经连接紧密、内含面神经滋养血管,且面神经前移后需用此处组织固定面神经、重建面神经的血供,故应将茎乳孔处面神经及其周围软组织一同游离
眼科剪、眼科镊

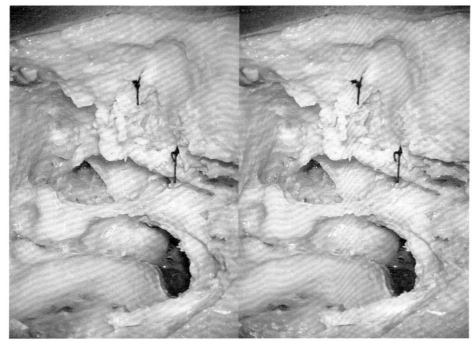
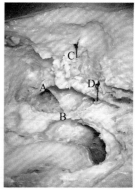

A. 改道后的面神经
B. 面神经骨管（残余）
C. 固定面神经的软组织
D. 固定于术腔前壁的茎乳孔处软组织

面神经改道（右）

将原面神经水平段移位至上鼓室前外侧新造的骨槽内；于术腔前壁腮腺组织中做一软组织隧道，将原面神经垂直段移位至此软组织隧道内，并以缝线固定面神经于术腔前壁，然后将茎乳孔处面神经周围结缔组织与术腔前壁软组织缝合，完成面神经前移改道。注意：①切不可穿透或缝扎面神经；②需保证移位后的面神经不存在张力

持针器、圆针、缝线

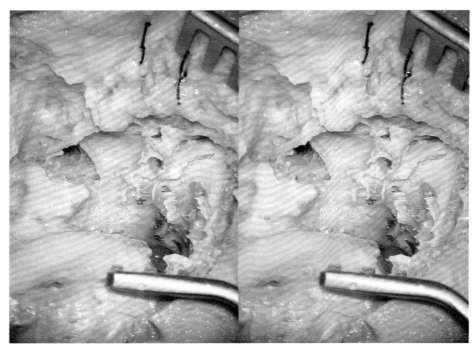
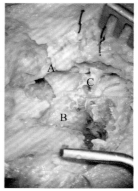

A. 改道后的面神经
B. 颈静脉球
C. 茎突

切除面神经骨管，游离茎突（右）

磨除残留的面神经骨管，以眼科剪探查茎乳孔前方茎突的位置，以中号切削钻磨除茎乳孔前方骨质，显露茎突根部，切除茎突上附着的肌肉，游离茎突

眼科剪、切削钻

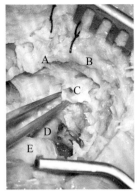

A. 改道后的面神经
B. 面神经颅外段主干
C. 茎突
D. 颈静脉球
E. 乙状窦

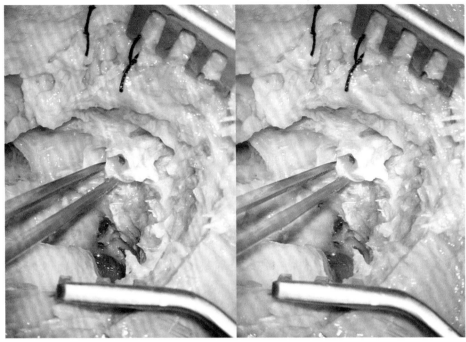

切除茎突（右）

镊子所夹持的为已游离的茎突，骨髓腔清晰可见

解剖镊

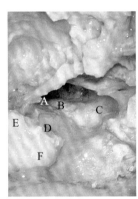

A. 咽鼓管残部
B. 颈内动脉水平段
C. 颈内动脉垂直段
D. 蜗窗龛
E. 外半规管
F. 后半规管

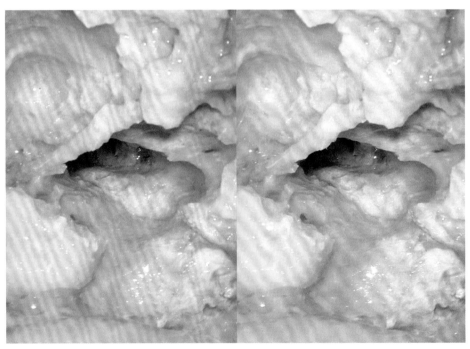

颈内动脉（右）

颈内动脉经颈内动脉外口进入颞骨，并于耳蜗前下方向前内转折、延续为颈内动脉水平段，而后经岩尖破裂孔向上进入位于蝶窦外侧壁的海绵窦内。磨除耳蜗前下方、咽鼓管下方的骨壁即可显露颈内动脉

中号磨光钻

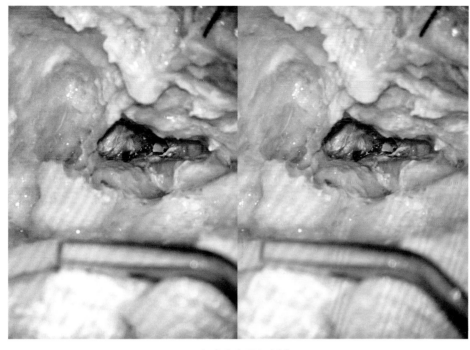

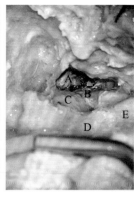

A. 颅中窝硬脑膜
B. 颈内动脉水平段
C. 鼓岬
D. 颈静脉球
E. 颈内静脉

颈内动脉水平段(右)

以中号磨光钻磨除颈内动脉水平段前上方骨质,显露颈内动脉行程。注意:①颈内动脉与耳蜗关系密切,故切勿向颈内动脉后方磨骨,以免开放耳蜗;②颈内动脉水平段与颅中窝硬脑膜仅以薄层骨板相隔,故磨除颈内动脉水平段上方骨质时需小心,以免伤及颅中窝底硬脑膜;③分隔咽鼓管和颈内动脉的骨板偶可见 1~5mm 的缺损(发生率约 2%)

中号磨光钻

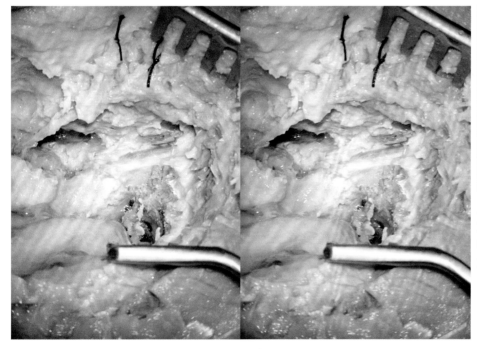

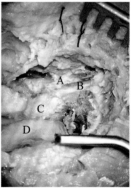

A. 颈内动脉垂直段
B. 颈内静脉
C. 颈静脉球
D. 乙状窦

颈内静脉与颈内动脉垂直段(右)

沿颈静脉球向下磨除骨质,开放颈静脉孔并显露颈内静脉。于颈静脉球前内方、循颈内动脉垂直段走行方向自上向下逐层磨除骨质,显露颈内动脉垂直段。注意:颈动脉鞘与颅底结合紧密,较难分离,可严格按照颈内动、静脉走行方向自上向下分离,或在颈部分离出颈内动、静脉后向上追踪、解剖

中号磨光钻、眼科剪、眼科镊

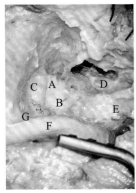

A. 外半规管
B. 后半规管
C. 前半规管
D. 颈内动脉
E. 颈静脉球
F. 乙状窦
G. 窦脑膜角

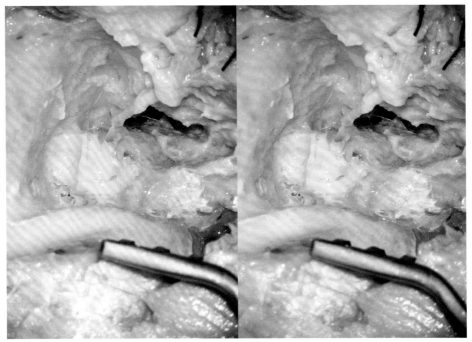

开放 3 个半规管（右）

以小号磨光钻逐层磨开 3 个半规管，显露半规管"蓝线"，以直角钩针开放半规管管腔

小号磨光钻、直角钩针

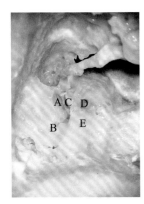

A. 前庭池
B. 总脚
C. 镫骨底板及前庭窗
D. 蜗窗膜
E. 后半规管管腔

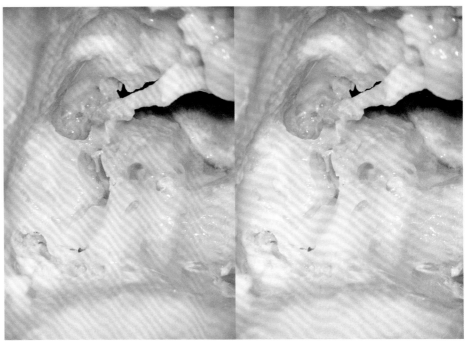

开放前庭池，显露总脚（右）

切除前、外半规管及前庭外侧壁，开放前庭池，保留镫骨。可见：前庭窗由镫骨底板及环韧带封闭。沿前、后半规管管腔追踪至总脚，可见总脚通入前庭池。注意：①颞下窝 A 型径路中要求切除镫骨上结构，以免误伤镫骨；②本书为全面展示颞骨内结构，在展示颈静脉孔区解剖时一并开展经迷路入路解剖

小号磨光钻

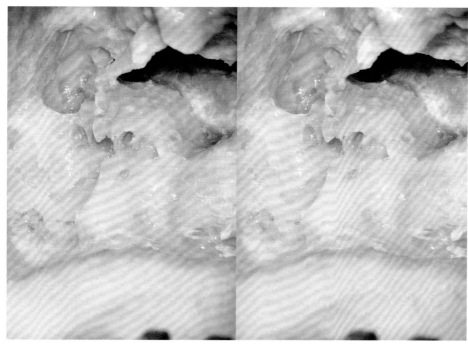
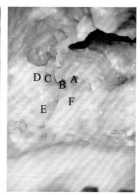

A. 鼓阶
B. 前庭池
C. 外半规管壶腹端
D. 前半规管壶腹端
E. 总脚
F. 后半规管管腔

开放耳蜗底周(右)

前庭池与前庭阶内的外淋巴相通,球囊与膜蜗管通过联合管相通。进一步开放前庭池外侧壁、挑开蜗窗膜,可见耳蜗底周的鼓阶、前庭阶及骨螺旋板,并可见靠近前庭池的前庭阶

小号磨光钻、直角钩针

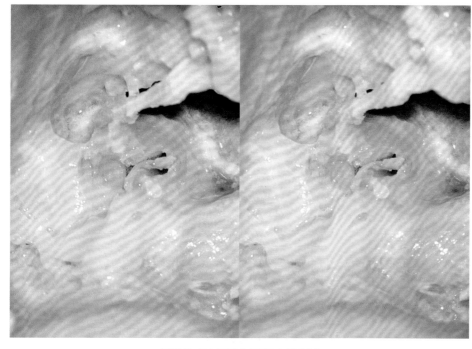
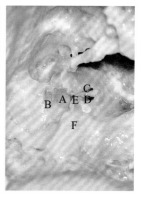

A. 球囊隐窝
B. 椭圆囊隐窝
C. 前庭阶
D. 鼓阶
E. 骨螺旋板与基底膜
F. 后半规管管腔

显露前庭内侧壁与耳蜗底周(右)

前庭池内侧壁上有两个陷窝,前下方、靠近前庭阶者为球囊隐窝,后上方为椭圆囊隐窝,二者之间的骨嵴为前庭嵴。耳蜗位于前庭前下方,耳蜗底周向鼓室腔凸起,形成鼓岬。耳蜗绕蜗轴的旋转方向与同侧手握拳方向相同

小号磨光钻、直角钩针

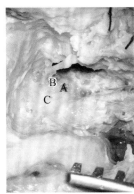

A. 耳蜗底周
B. 耳蜗中周及顶周
C. 前庭内侧骨壁

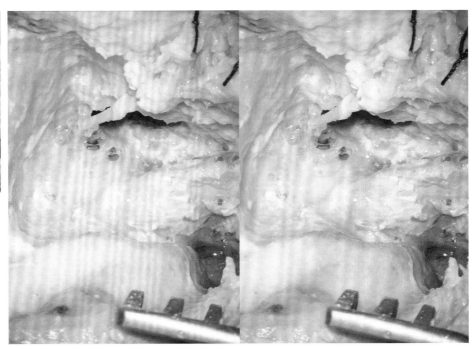

切除前庭,开放耳蜗(右)

沿耳蜗旋转方向切除耳蜗外侧壁,上图为右侧耳蜗,可见其旋转方向同右手握拳方向。内耳道位于前庭内侧,前庭内侧壁即为内耳道底壁的一部分

中号及小号磨光钻

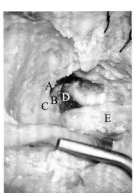

A. 面神经迷路段
B. 蜗神经末端
C. 内耳道
D. 颈内动脉水平段
E. 颈内静脉

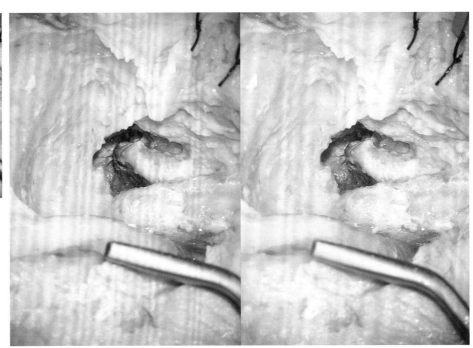

切除耳蜗、轮廓化内耳道、显露颈内动脉水平段(右)

切除已开放的耳蜗,显露面神经迷路段;切除颈内动脉水平段后方骨质,显露颈内动脉水平段全程;切除前庭内侧骨质,轮廓化内耳道。面神经迷路段走行于耳蜗与前庭交界处的上方;耳蜗底周前下方为颈内动脉,二者以骨板相隔

中号磨光钻

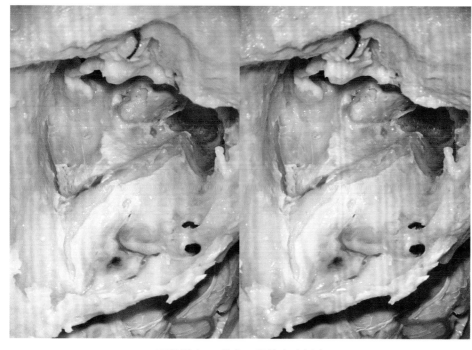
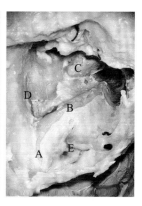

A. 横窦
B. 乙状窦
C. 颈静脉球
D. 岩上窦
E. 乳突导血管

开放横窦、乙状窦及颈静脉球（右）

乙状窦位于内、外两层硬脑膜之间，上起于横窦末端，下续为颈静脉球，中间接受岩上窦、乳突导血管和岩下窦等静脉汇入。切除乙状窦及横窦外侧骨质，切开血管壁，显露管腔内的蓝色灌注物（自凝牙托粉、自凝牙托水和油画颜料的混合物）
大号切削钻、中号磨光钻

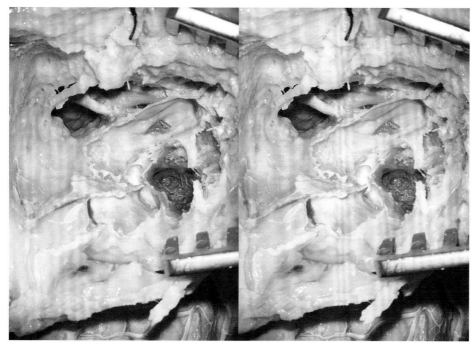
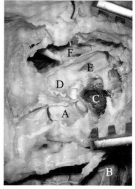

A. 乙状窦内侧壁
B. 小脑
C. 枕骨
D. 颈静脉球内侧壁
E. 岩下窦开口
F. 颈内动脉

显露乙状窦及颈静脉球内侧壁（右）

切除颈静脉球及乙状窦下端腔内灌注的填充物，显露血管内壁，可见岩下窦汇入颈静脉球
中号切削钻

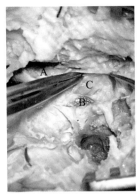

A. 颈内动脉
B. 岩下窦
C. 舌咽神经

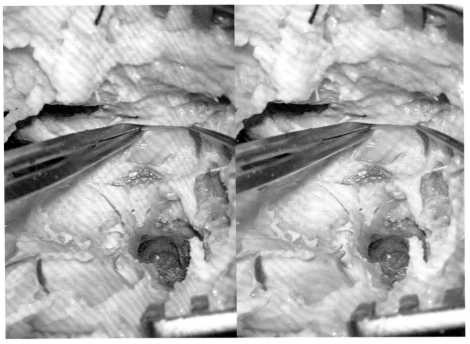

舌咽神经（右）

舌咽神经为混合性神经，自延髓橄榄后沟前部出脑干后，与迷走神经伴行进入颈静脉孔，舌咽神经多于颈静脉球内侧、岩下窦前方单独出颈静脉孔，而迷走神经与副神经常在岩下窦后方并行出颈静脉孔。舌咽神经出颅后先在颈内动、静脉间下降，然后呈弓形向前，经舌骨舌肌内侧达舌根，其分支主要有鼓室神经、颈动脉窦支和舌支

眼科剪、剥离子、直针

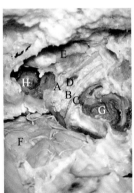

A. 舌咽神经
B. 迷走神经
C. 副神经
D. 岩下窦
E. 颈内动脉
F. 小脑
G. 枕骨
H. 岩尖

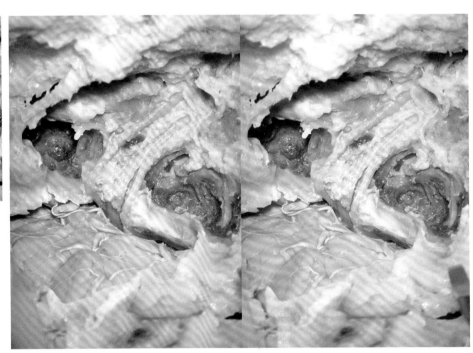

后组脑神经（右）

切除颅后窝硬脑膜，切开颈静脉球内侧壁，显露后组脑神经，可见迷走神经与副神经并行经岩下窦后方、颈静脉球内侧出颈静脉孔，舌咽神经单独经岩下窦前方出颅

（袁永一）

第九章

颞骨立体虚拟解剖
Stereoscopic Virtual Anatomy of Temporal Bone

本章所有颞骨立体虚拟解剖图原始数据均来源于"3-D viewer of the Human Temporal Bone mode"（Haobing Wang 等，Eaton-Peabody Lab，Massachusetts Eye & Ear Infirmary），本书取得了 Haobing Wang 博士对其数据使用及再加工的授权许可。

参考文献

［1］ 3-D Virtual Models of the Human Temporal Bone and Related Structures. 2015，Available from：https://research.meei. harvard.edu/Otopathology/3dmodels/download.html.

［2］ Li PM，Wang H，Northrop C，et al. Anatomy of the round window and hook region of the cochlea with implications for cochlear implantation and other endocochlear surgical procedures. Otol Neurotol，2007. 28（5）：641-648.

［3］ Wang H，Merchant SN，Sorensen MS. A downloadable three-dimensional virtual model of the visible ear. ORL J Otorhinolaryngol Relat Spec，2007. 69（2）：63-67.

第一节 模拟耳内径路
Virtual Anatomy : Transcanal Approach

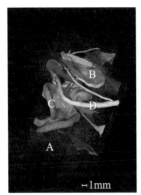

A. 颞骨（半透明）
B. 鼓膜
C. 外半规管
D. 面神经垂直段

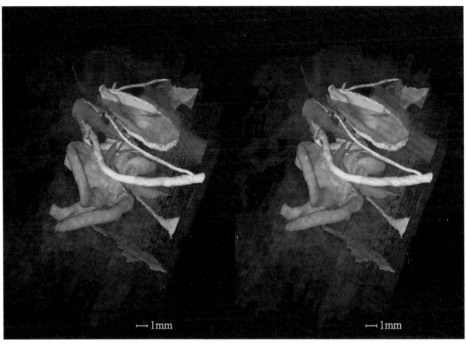

右侧颞骨透视图（侧面观）

模拟经耳后径路，观察颞骨内各结构之间的空间关系

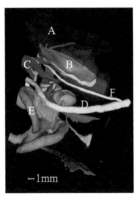

A. 骨性外耳道
B. 鼓膜
C. 砧骨
D. 面神经垂直段
E. 外半规管
F. 鼓索神经

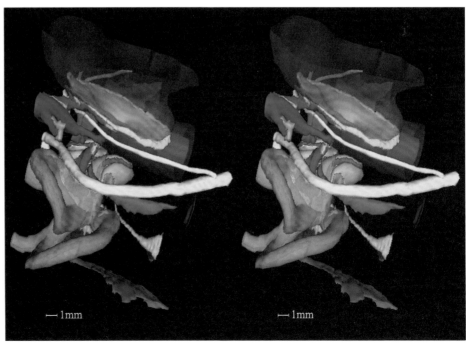

去除部分颞骨骨质（右）

去除部分颞骨骨质，保留内部结构，可见骨性外耳道、鼓膜、面神经、鼓索神经及听骨链。面神经隐窝为一由鼓索神经、面神经垂直段及砧骨窝构成的三角形，因鼓索神经紧邻外耳道后壁，故术中需磨薄外耳道后壁方能较好的显露面神经隐窝

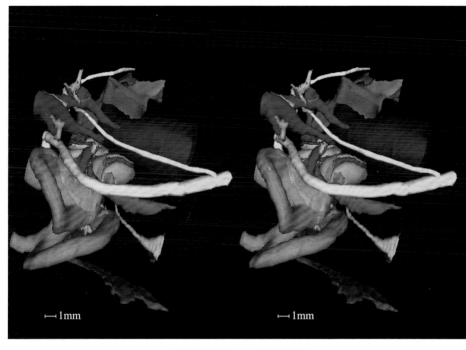

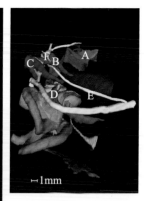

A. 咽鼓管骨部
B. 锤骨
C. 砧骨
D. 镫骨
E. 鼓索神经
F. 蒲氏间隙

去除鼓膜及骨性外耳道(右)

去除鼓膜及骨性外耳道,可见鼓室内的 3 个听小骨。咽鼓管骨部(外侧 1/3)位于鼓室前壁上部,其内侧上、下分别为鼓膜张肌与颈内动脉。蒲氏间隙(Prussak's space),又名鼓膜上隐窝,位于锤骨外侧突、锤骨颈、锤骨外侧韧带与鼓膜松弛部之间,为胆脂瘤好发处

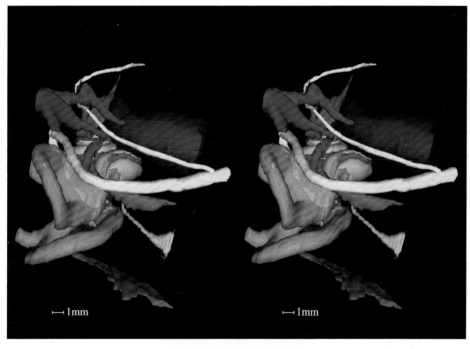

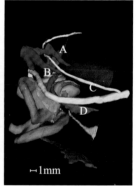

A. 鼓膜张肌
B. 匙突
C. 鼓索神经
D. 镫骨肌

去除鼓膜及骨性外耳道(右)

鼓膜张肌位于鼓室上部的鼓膜张肌半管中,鼓膜张肌腱经匙突近似直角穿出骨管,附着于锤骨颈部。镫骨肌位于面神经下方的骨管中,其肌腱经锥隆起进入鼓室并附着于镫骨颈上,面神经发出镫骨肌支支配镫骨肌。匙突、锥隆起与面神经关系密切且位置较为恒定,是术中定位面神经的重要解剖标志

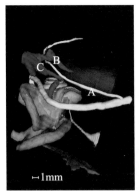

⊢1mm

A. 鼓索神经
B. 锤骨柄
C. 砧骨长脚

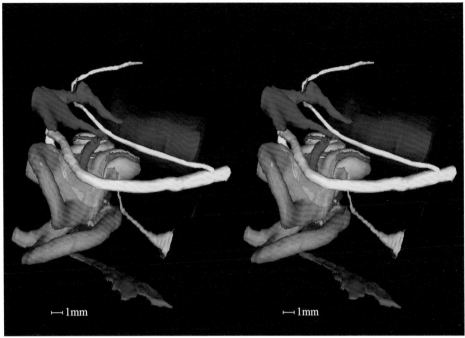

⊢1mm　　⊢1mm

去除镫骨肌及鼓膜张肌(右)

鼓索神经自茎乳孔上方约 6mm 处从面神经分出后进入外耳道后壁中的鼓索小管,于鼓环后上方穿出骨管,自后向前于锤骨柄与砧骨长脚之间横跨鼓室,最后经鼓室前壁(岩鼓裂内端)的前鼓索小管出鼓室,进入颞下窝。鼓索神经内含有味觉纤维,接受舌前 2/3 味觉刺激,并含副交感神经纤维,支配舌下腺及下颌下腺

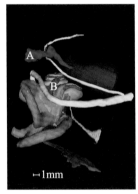

⊢1mm

A. 锤骨头
B. 镫骨

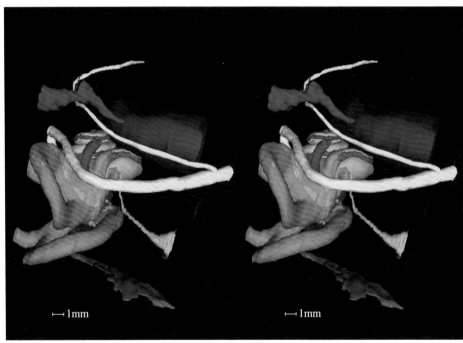

⊢1mm　　⊢1mm

去除砧骨(右)

锤骨头与砧骨体形成锤砧关节,砧骨短脚位于砧骨窝内,砧骨长脚末端为豆状突,与镫骨头相接形成砧镫关节

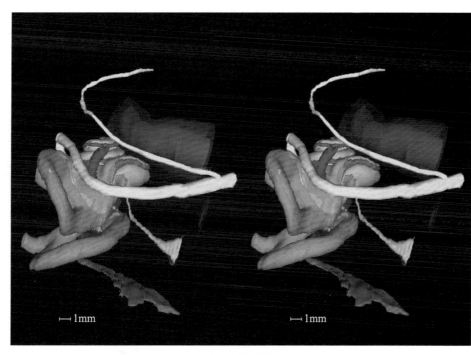

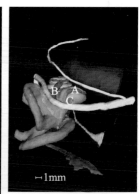

A. 鼓岬
B. 镫骨
C. 蜗窗

去除锤骨（右）

锤骨向外借锤骨柄与鼓膜相接,向内与砧骨体形成锤砧关节

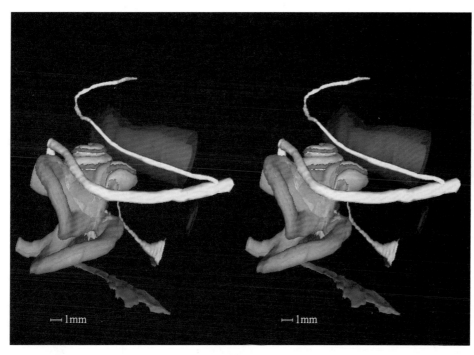

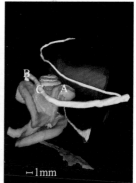

A. 耳蜗底周
B. 面神经膝状神经节
C. 面神经水平段

去除镫骨（右）

去除镫骨,鼓室内听骨链即完全去除。可见耳蜗底周向鼓室中部膨隆凸起,形成鼓岬。鼓岬后上方的小凹为前庭窗,鼓岬后方的小凹为蜗窗

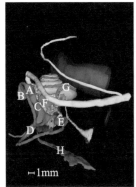

A. 外半规管壶腹
B. 前半规管壶腹
C. 椭圆囊
D. 总脚
E. 后半规管壶腹
F. 球囊
G. 膜蜗管
H. 内淋巴管与内淋巴囊

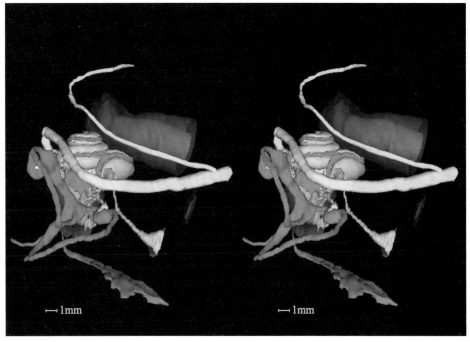

去除骨半规管及前庭（右）

迷路即内耳,可分为骨迷路与膜迷路两部分,去除骨半规管及前庭骨壁,可见其内的膜半规管、球囊及椭圆囊。膜蜗管又名中阶,位于耳蜗前庭阶与鼓阶之间。内淋巴管位于总脚深面,呈倒 J 形(长肢为近内淋巴囊侧,短肢为近前庭侧),连接内淋巴囊与球囊、椭圆囊

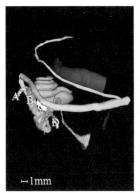

A. 分布至前、外半规管壶腹的神经末梢
B. 椭圆囊斑
C. 球囊斑
D. 分布至后半规管壶腹的神经末梢

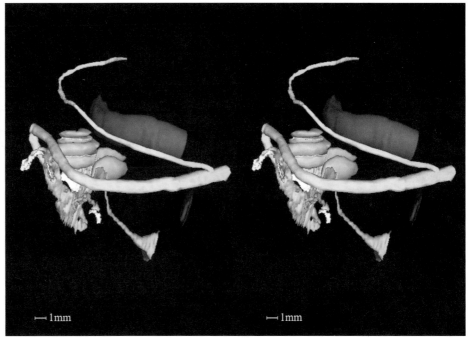

去除膜迷路（右）

去除膜迷路可见分布至膜迷路的前庭神经末梢,前庭上神经末梢分布于前、外半规管壶腹与椭圆囊斑,前庭下神经末梢分布于后半规管壶腹与球囊斑

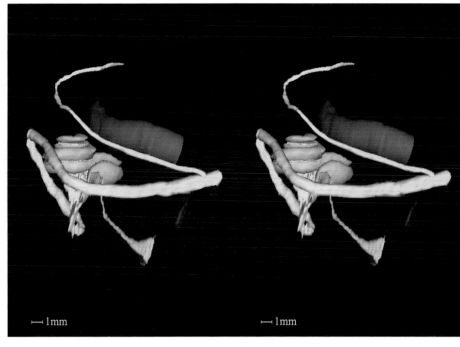

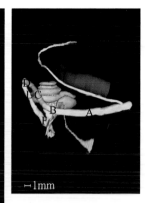

A. 面神经垂直段
B. 面神经锥曲段
C. 面神经水平段
D. 面神经膝状神经节
E. 面神经迷路段
F. 面神经内耳道段

去除前庭神经(右)

去除前庭神经后可见位于其前方的面神经迷路段及内耳道段,并可显露面神经全程、分辨出面神经各段界限。协助面神经定位的解剖结构包括:二腹肌嵴、茎乳孔、砧骨短脚、外半规管凸、锥隆起、前庭窗、匙突、上鼓室前隐窝、上鼓室窦、岩浅大神经、前半规管隆凸、横嵴、垂直嵴、中间神经、前庭蜗神经、小脑前下动脉及迷路动脉

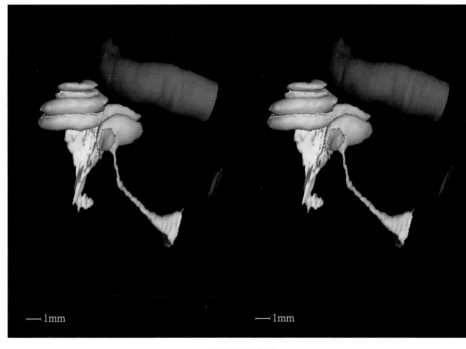

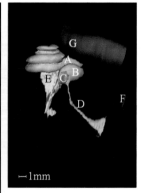

A. 前庭阶
B. 鼓阶
C. 蜗窗
D. 蜗水管
E. 蜗神经
F. 颈静脉球顶壁
G. 颈内动脉

去除面神经(右)

去除面神经,可见内耳道内的蜗神经进入中空的蜗轴。蜗水管内口位于蜗窗内下,行程绵长,外口位于颈静脉球内侧。颈内动脉与耳蜗关系密切,其垂直段于耳蜗下方向前移行为水平段

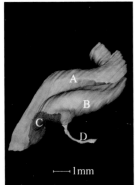

A. 前庭阶
B. 鼓阶
C. 蜗窗
D. 蜗水管

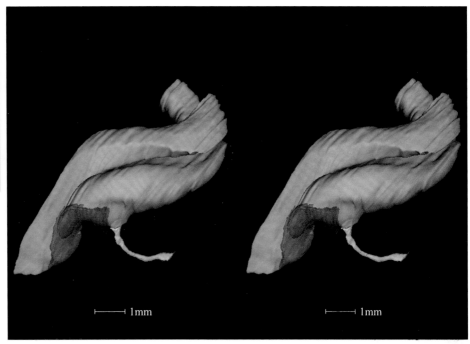

蜗窗（右）

蜗窗为鼓阶的盲端,位于蜗窗龛内并为蜗窗膜封闭,蜗水管内口位于蜗窗内下

（任丽丽）

第二节　模拟耳后径路
Virtual Anatomy : Retroauricular Approach

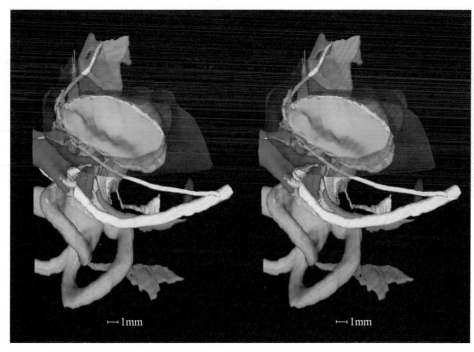

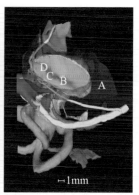

A. 外耳道下壁
B. 鼓膜脐部
C. 锤纹
D. 锤突

鼓膜（右）

经外耳道观察鼓膜，可见鼓膜脐部（锤骨柄末端）、锤纹（锤骨柄）及锤突（锤骨外侧突）

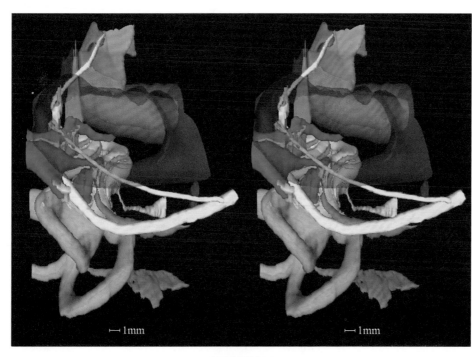

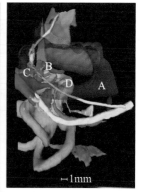

A. 外耳道下壁
B. 锤骨柄
C. 外耳道后上壁
D. 耳蜗底周

去除鼓膜（右）

去除鼓膜，可见锤骨头、锤骨颈及砧骨大部被外耳道后上壁（鼓室盾板）遮盖，故经耳内径路探查上鼓室时需凿除部分上鼓室外侧壁。鼓室内壁可见明显隆起的鼓岬

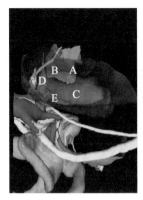

A. 外耳道前壁
B. 咽鼓管鼓室口
C. 颈内动脉
D. 鼓膜张肌
E. 锤骨柄

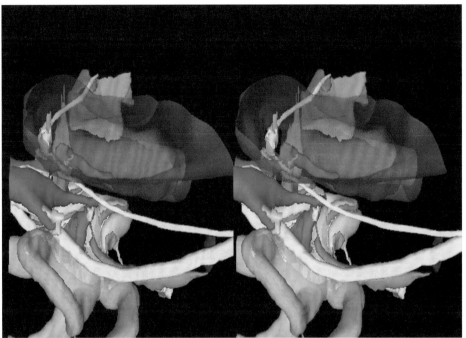

鼓室前部(右)

于鼓室前部可见:鼓膜张肌(位于鼓膜张肌半管内)、咽鼓管鼓室口及其后内侧的颈内动脉(有骨壁包绕)

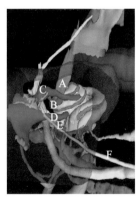

A. 鼓膜张肌
B. 匙突
C. 锤骨外侧突
D. 砧骨长脚
E. 镫骨
F. 鼓索神经

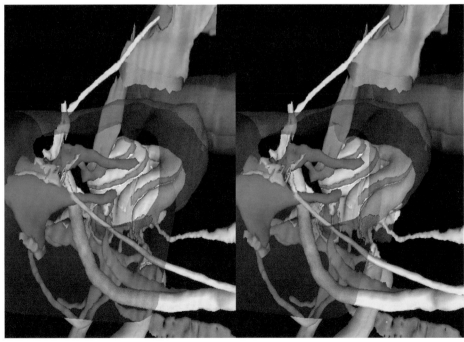

鼓室上部(右)

鼓膜张肌腱自匙突穿出后附着于锤骨颈,匙突肩上方为面神经水平段(面神经管凸),面神经水平段下方为镫骨及前庭窗,鼓索神经自外耳道后上壁穿出,于锤骨柄与砧骨长脚之间自后向前横跨鼓室

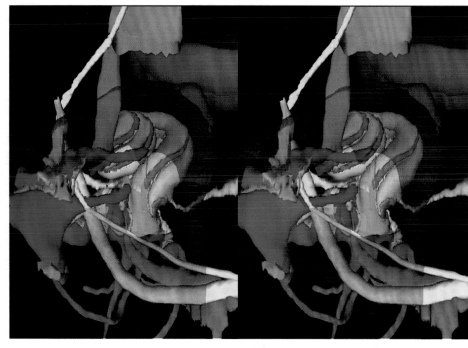

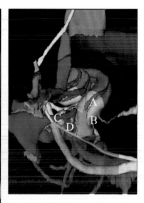

A. 耳蜗底周
B. 蜗窗
C. 砧骨长脚
D. 镫骨

鼓室后部(右)

观察鼓室后部,可见耳蜗底周,鼓岬后上及后方的小凹内分别为前庭窗与蜗窗。前庭窗为镫骨底板与环状韧带封闭,蜗窗深居蜗窗龛内,不易窥及

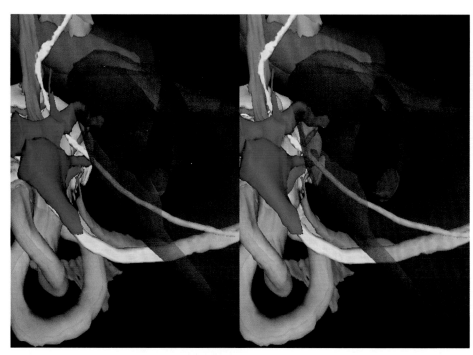

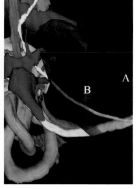

A. 外耳道下壁
B. 颈静脉球顶壁

鼓室下部(右)

鼓室下部以凹凸不平的骨壁与下后方的颈静脉球相隔,因此鼓室下壁又称颈静脉球壁。部分高位或指状颈静脉球可以穿过缺失的鼓室下壁凸入鼓室,引起搏动性耳鸣或传导性聋。颈静脉球体位于颈静脉球顶部外膜,为一类似颈动脉体组织的化学感受器,颈静脉球体瘤即起源于此

(任丽丽)

第三节　模拟颅中窝径路
Virtual Anatomy：Middle Cranial Fossa Approache

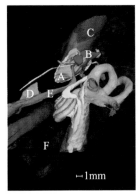

A. 鼓膜
B. 听骨链
C. 骨性外耳道
D. 咽鼓管骨部
E. 鼓膜张肌
F. 颞骨

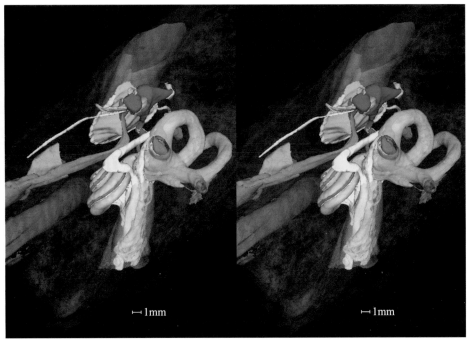

颞骨总体观（自上向下，右）

模拟颅中窝入路视角，自上向下观察颞骨内结构

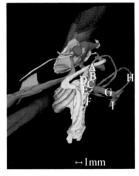

A. 外半规管壶腹
B. 前半规管壶腹
C. 椭圆囊
D. 前庭上神经
E. 球囊
F. 后壶腹神经
G. 总脚
H. 后半规管
I. 内淋巴囊

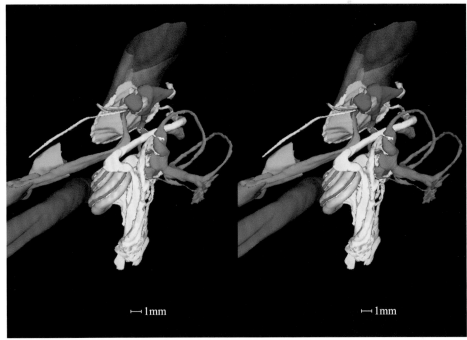

去除颞骨部分骨质及气房（右）

三个膜半规管在各自所在平面互为垂直关系。观察前庭上神经末梢与前半规管壶腹、外半规管壶腹、椭圆囊斑的连接，观察前庭下神经末梢与球囊斑的连接，观察后壶腹神经的行程。观察内耳道内前庭神经、蜗神经与面神经之间的空间位置关系。观察面神经与匙突、外半规管的关系

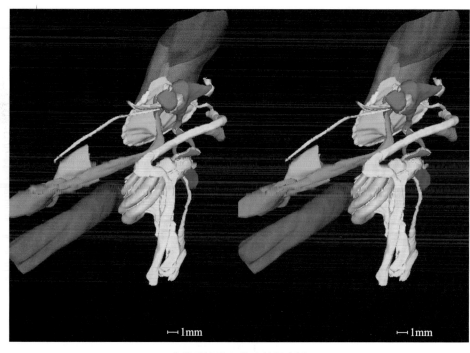

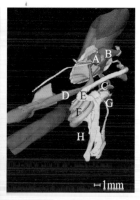

A. 锤骨

B. 砧骨

C. 镫骨底板

D. 鼓膜张肌

E. 面神经膝状神经节

F. 耳蜗

G. 颈静脉球顶壁

H. 蜗水管

去除膜迷路及前庭神经（右）

去除前庭、膜迷路及前庭神经，可显露覆盖于前庭窗上的镫骨底板。同时可见蜗水管的行程：内口起于耳蜗基底周鼓阶的末端、蜗窗膜的内侧，向前下走行，外口位于颈静脉窝内侧、内耳道下方

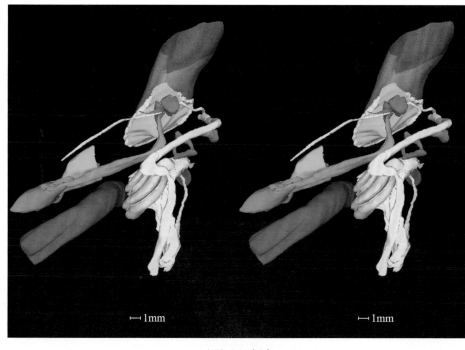

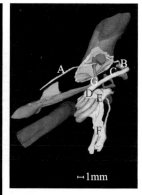

A. 鼓索神经

B. 面神经垂直段

C. 面神经水平段

D. 面神经膝状神经节

E. 面神经迷路段

F. 面神经内耳道段

G. 匙突

去除砧骨（右）

观察面神经全程。需能分辨出面神经各段界限并想象出可以协助定位面神经的诸多解剖结构：砧骨短脚与外半规管凸、锥隆起、前庭窗、匙突、上鼓室前隐窝与上鼓室窦、岩浅大神经、前半规管隆凸、内耳道底横嵴与垂直嵴

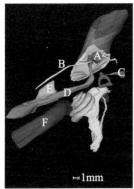

A. 蒲氏间隙
B. 鼓索神经
C. 镫骨肌
D. 鼓膜张肌
E. 咽鼓管骨部
F. 颈内动脉

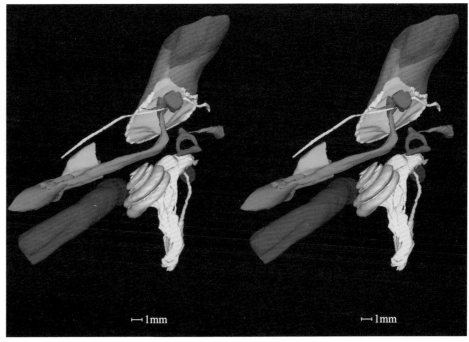

去除面神经（右）

去除面神经，观察鼓膜松弛部与锤骨颈之间的蒲氏间隙，镫骨后方的镫骨肌及镫骨肌腱。自上向下观察，可见咽鼓管、鼓膜张肌与颈内动脉水平段近似平行，颈内动脉于耳蜗处由垂直段转为水平段，耳蜗蜗轴朝向同侧前、外、下方，蜗管旋转方向与同侧手握拳方向相同

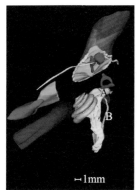

A. 耳蜗底周
B. 蜗水管

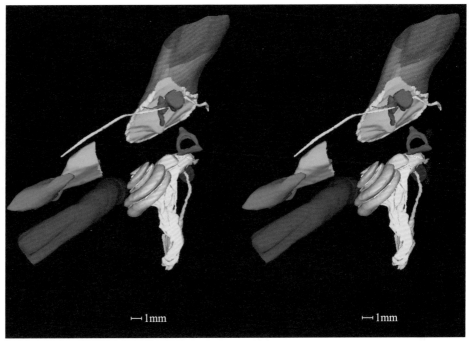

去除鼓膜张肌及镫骨肌，观察耳蜗与听神经（右）

蜗神经末梢分布于螺旋神经节，并随蜗管旋转而旋转，使得蜗神经横切面上，由中心至外周神经纤维所传导信号分别来自于低频、中频与高频声刺激。蜗水管起自蜗窗附近的鼓阶，向后、内延伸达蛛网膜下腔

（韩明昱）

197

第四节　颞骨相关结构
Temporal Bone Related Structures

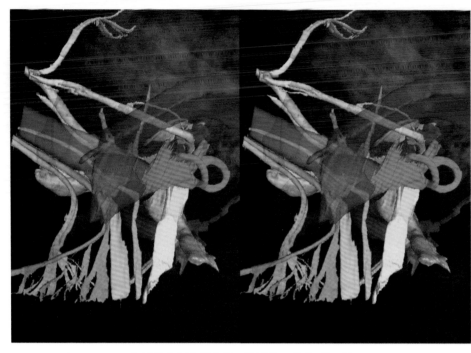

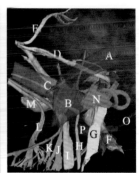

A. 乙状窦　　　I. 迷走神经
B. 颈静脉球　　J. 副神经脑
C. 颈内静脉　　　根
D. 面神经垂　　K. 副神经脊
　直段　　　　　髓根
E. 颅外段面　　L. 舌下神经
　神经主干　　M. 咽鼓管
F. 三叉神经　　　骨部
G. 面听神经　　N. 内淋巴囊
　束　　　　　O. 岩上窦
H. 舌咽神经　　P. 颈内动脉

自乙状窦后方观察（左，模拟经乙状窦后径路）

经乙状窦后径路可显露第Ⅴ~Ⅺ对脑神经,第Ⅻ对脑神经位置靠下,经此径路显露较为困难

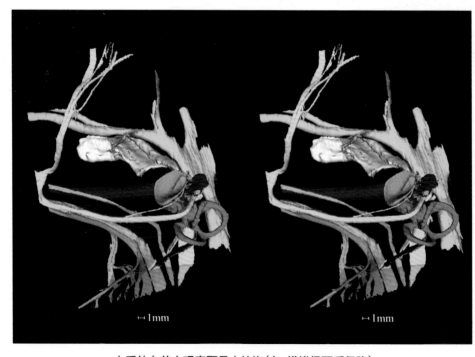

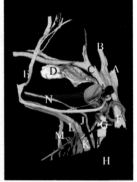

A. 眼神经　　　H. 乙状窦
B. 上颌神经　　I. 面听神经
C. 下颌神经　　　束
D. 咽鼓管骨　　J. 颈静脉球
　部　　　　　K. 迷走神经
E. 面神经　　　L. 副神经
F. 前半规管　　M. 舌下神经
G. 后半规管　　N. 舌咽神经

由后外向前内观察颞骨内结构（左，模拟经耳后径路）

三叉神经自脑干发出后向前外走行至三叉神经节并发出3个分支:第一支(眼神经)向前进入眶上裂,第二支(上颌神经)向前经圆孔进入翼腭窝,第三支(下颌神经)向前下经卵圆孔入颞下窝

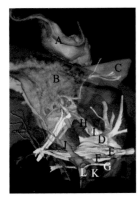

A. 耳廓　　　H. 鼓膜张肌
B. 乳突　　　I. 咽鼓管
C. 颧突　　　J. 岩上窦
D. 下颌神经　K. 颈内动脉
E. 上颌神经　（管腔）
F. 眼神经　　L. 海绵窦
G. 滑车神经

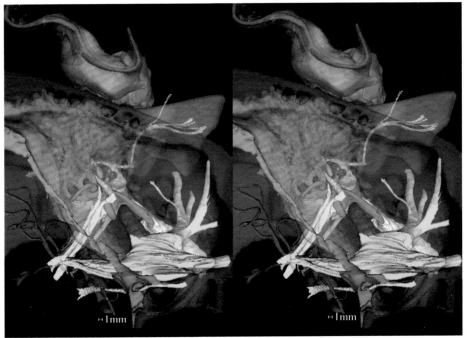

自上向下观察颞骨（左，模拟经颅中窝径路）

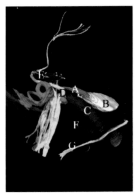

A. 鼓膜张肌
B. 咽鼓管骨部
C. 颈内动脉水平段
D. 面神经膝状神经节
E. 鼓索神经
F. 岩上窦
G. 滑车神经

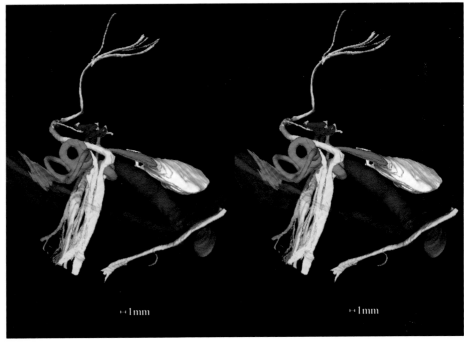

去除骨质及三叉神经，自上向下观察颞骨（左，模拟经颅中窝径路）

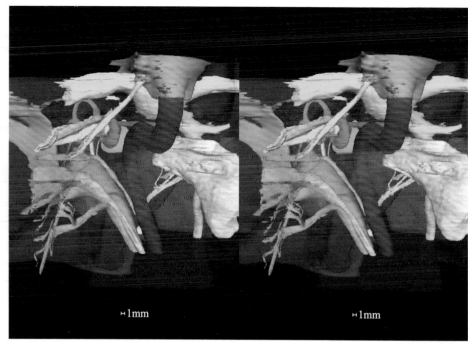

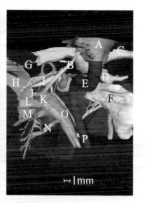

由颅内向外观察颞骨(直立位)

A. 海绵窦　　　　I. 面听神经
B. 滑车神经　　　　束
C. 上颌神经　　　J. 舌咽神经
D. 下颌神经　　　K. 颈静脉球
E. 颈内动脉　　　L. 迷走神经
　　水平段　　　　M. 副神经
F. 咽鼓管　　　　N. 舌下神经
　（及岩骨）　　　O. 颈内静脉
G. 岩上窦　　　　P. 颈内动脉
H. 乙状窦

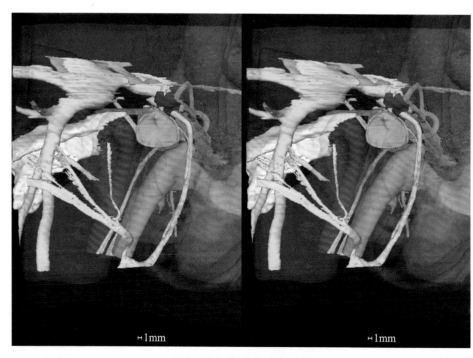

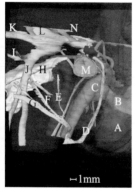

由外向内观察颞骨(直立位)

A. 乳突　　　　　H. 咽鼓管骨
B. 乙状窦　　　　　部
C. 颈静脉球　　　I. 下颌神经
D. 面神经　　　　　前干
E. 面神经颞支　　J. 下颌神经
F. 面神经颧支　　　后干
G. 面神经颊支　　K. 上颌神经
　　　　　　　　　L. 眼神经
　　　　　　　　　M. 鼓膜
　　　　　　　　　N. 海绵窦

（韩明昱）